# 中草药

贾承翔 姚琳◎主编

四川科学技术出版社
·成都·

图书在版编目（CIP）数据

中草药 / 贾承翔，姚琳主编. -- 成都：四川科学技术出版社，2025.6.（2025.7重印） -- ISBN 978-7-5727-1783-3

Ⅰ.R282

中国国家版本馆CIP数据核字第2025L9G483号

# 中草药
ZHONGCAOYAO

| 主　　编 | 贾承翔　姚琳 |
| --- | --- |
| 出 品 人 | 程佳月 |
| 策划编辑 | 程东宇　何晓霞 |
| 责任编辑 | 胡小华 |
| 营销编辑 | 程东宇　刘成　杨亦然 |
| 封面设计 | 王宋军 |
| 责任出版 | 欧晓春 |
| 出版发行 | 四川科学技术出版社 |
|  | 成都市锦江区三色路238号邮政编码610023 |
|  | 官方微信公众号：sckjcbs |
|  | 传真：028-86361756 |
| 成品尺寸 | 145 mm × 210 mm |
| 印　　张 | 2.5 |
| 字　　数 | 50千字 |
| 印　　刷 | 三河市金兆印刷装订有限公司 |
| 版　　次 | 2025年6月第1版 |
| 印　　次 | 2025年7月第2次印刷 |
| 定　　价 | 25.00元 |

ISBN 978-7-5727-1783-3

邮　购：成都市锦江区三色路238号新华之星A座25层邮政编码：610023
电　话：028-86361758
■版权所有　翻印必究■

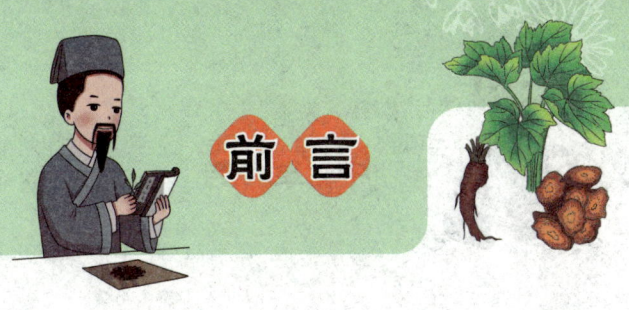

# 前言

中医文化博大精深,中草药是中医治病救人的重要手段之一。从神农尝百草开始,到各种中医药著作面世,在浩瀚如烟的历史长河中,我们的祖先在实践中探索,认识和总结了大量防治疾病的中草药与经典方剂,造福芸芸众生。

当下,中草药依然深度融入生活,其在调理养生、防病强身方面的独特优势仍受到重视。随着中医"有病治病,无病养生""上工治未病,不治已病"等理念得到越来越多人的认同,人们更加迫切地想了解更多中草药知识。为了让更多的人了解中草药,笔者编撰了这本《中草药》。

本书精选部分应用较为广泛的中草药,按照其临床实用功效分类,对每一种中草药介绍了入药部位、药材性状、性味归经、功效主治和使用禁忌等,方便读者了解更多的中草药知识。此外,为了加深读者的理解,书中还附有中草药药材图和精美的植物形态图,并收录了部分方剂供读者参考阅读。全书既直观实用,又富有本草之美,集科学性与实用性于一体。希

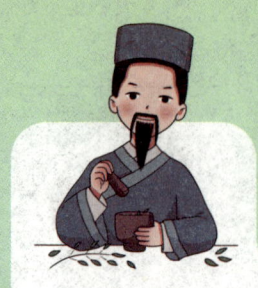

## 中 草 药

望本书能够帮助读者走进中草药的奇妙世界。

　　最后提醒大家，书中所收录方药仅供参考研读，最好在咨询医生、了解自己的体质后才使用，身体不适一定要及时就医。

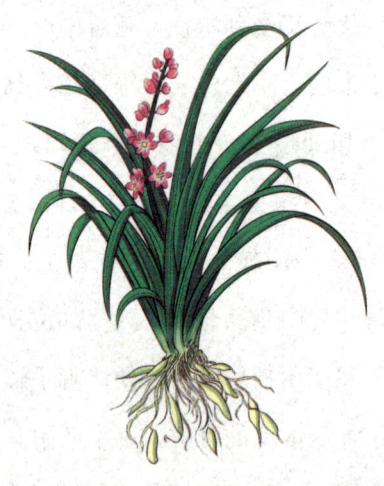

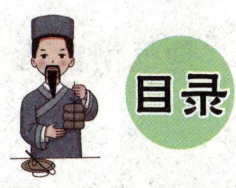
# 目录

## 第一章　清热药

| | |
|---|---|
| 黄连 .................. 02 | 夏枯草 .................. 06 |
| 黄芩 .................. 03 | 板蓝根 .................. 07 |
| 金银花 .................. 04 | 蒲公英 .................. 08 |
| 连翘 .................. 05 | 鱼腥草 .................. 09 |

## 第二章　解表药

| | |
|---|---|
| 薄荷 .................. 12 | 麻黄 .................. 15 |
| 葛根 .................. 13 | 白芷 .................. 17 |
| 柴胡 .................. 14 | 木贼 .................. 18 |

## 第三章　补益药

| | |
|---|---|
| 人参 .................. 20 | 白术 .................. 24 |
| 当归 .................. 21 | 黄芪 .................. 26 |
| 甘草 .................. 22 | 麦冬 .................. 27 |
| 白芍 .................. 23 | 山茱萸 .................. 28 |

## 第四章　泻下药

| | |
|---|---|
| 大黄 .................. 30 | 甘遂 .................. 33 |
| 京大戟 .................. 31 | 巴豆 .................. 34 |
| 芦荟 .................. 32 | |

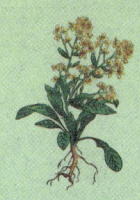
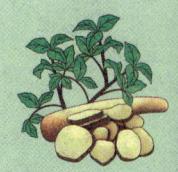
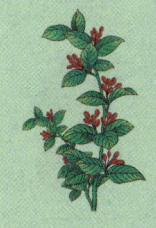
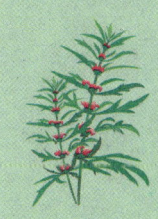
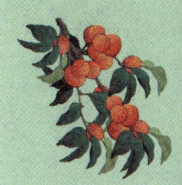

01

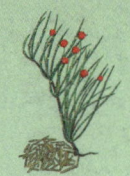
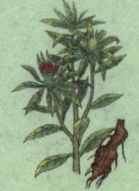
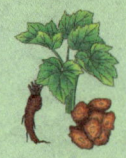
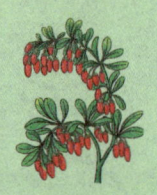
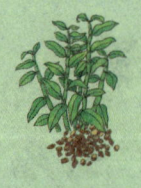

## 第五章　理气消食药

| | |
|---|---|
| 山楂 ............ 36 | 玫瑰花 ............ 39 |
| 荔枝核 ............ 37 | 枳实 ............ 40 |
| 乌药 ............ 38 | |

## 第六章　利水渗湿药

| | |
|---|---|
| 茯苓 ............ 42 | 泽泻 ............ 45 |
| 薏苡仁 ............ 43 | 萹蓄 ............ 47 |
| 车前草 ............ 44 | 茵陈 ............ 48 |

## 第七章　祛寒化湿药

| | |
|---|---|
| 花椒 ............ 50 | 豆蔻 ............ 55 |
| 厚朴 ............ 51 | 八角茴香 ............ 56 |
| 广藿香 ............ 53 | 肉桂 ............ 57 |
| 丁香 ............ 54 | |

## 第八章　活血祛瘀药

| | |
|---|---|
| 月季花 ............ 60 | 泽兰 ............ 63 |
| 益母草 ............ 61 | 乳香 ............ 64 |
| 王不留行 ............ 62 | 川芎 ............ 65 |

## 第九章　止咳化痰平喘药

| | |
|---|---|
| 半夏 ............ 68 | 款冬花 ............ 72 |
| 大皂角 ............ 69 | 枇杷叶 ............ 73 |
| 白果 ............ 70 | 天南星 ............ 74 |

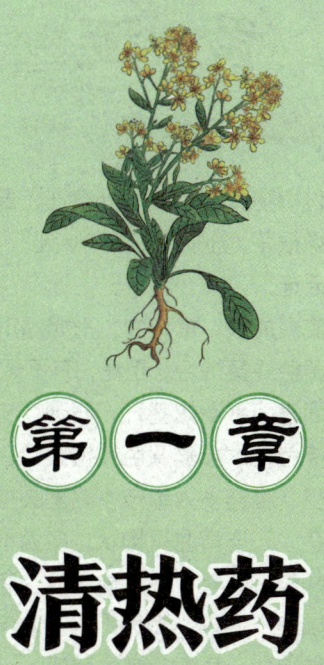

# 第一章

# 清热药

清热药指以清泄里热为主要作用的中草药，多为寒凉之品，能够解毒、清热、泻火、凉血等。

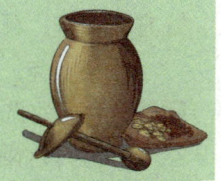

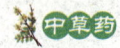

# 黄 连

**别名** 云连、雅连、味连

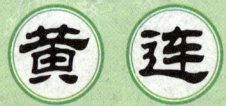

◆ **入药部位**：为毛茛科植物黄连、三角叶黄连、云连的干燥根茎，分别习称为"味连""雅连""云连"。

◆ **药材性状**：味连多集聚成簇，常弯曲，形如鸡爪。表面灰黄色或黄褐色，粗糙，有不规则结节状隆起、须根，有的节间表面平滑如茎秆。质硬，断面不整齐，皮部橙红色或暗棕色，木部鲜黄色或橙黄色，呈放射状排列，髓部有的中空。雅连多为单枝，略呈圆柱形，微弯曲。顶端有少许残茎。云连弯曲呈钩状，多为单枝，较细小。

◆ **性味归经**：性寒，味苦。归心、脾、胃、肝、胆、大肠经。

◆ **功效主治**：泻火，燥湿，解毒，清热。用于治疗热毒，伤寒，热盛心烦，痞满呕逆，热泻腹痛，消渴，火眼，口疮等。

◆ **使用禁忌**：凡阴虚烦热、胃虚呕恶、脾虚泄泻、五更泄泻者慎服。

### 良方一

**处方**：黄连20克。

**用法**：用乳汁浸泡黄连1天，点涂患处，每天3次。

**主治**：睑腺炎（麦粒肿）。

### 良方二

**处方**：黄连、葛根各6克，生甘草3克。

**用法**：用开水洗净，加茶叶少许，泡开水喝。每天1剂，重者加倍。

**主治**：急性腹泻。

### 良方三

**处方**：黄连、紫苏梗各10克。

**用法**：加水煎，去渣，频服，每日1剂。

**主治**：湿热呕吐、气滞呕吐。

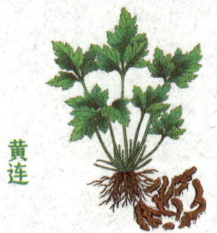

黄连

# 黄芩

**别名** 子芩、空肠、腐肠

- ◆ **入药部位**：为唇形科植物黄芩的干燥根。
- ◆ **药材性状**：呈圆锥形，扭曲，表面棕黄色或深黄色，有稀疏的疣状细根痕，上部较粗糙，有扭曲的纵皱纹或不规则的网纹，下部有顺纹和细皱纹。质硬而脆，易折断，断面黄色，中心红棕色；老根中心呈枯朽状或中空，暗棕色或棕黑色。
- ◆ **性味归经**：性寒，味苦。归肺、胆、脾、大肠、小肠经。
- ◆ **功效主治**：清热燥湿，泻火解毒，止血，安胎。用于治疗湿热下痢，湿热黄疸，高热烦渴，肺热咳嗽，痈肿疮毒，胎动不安等。
- ◆ **使用禁忌**：脾胃虚寒、食少便溏者忌服。

### 良方一

**处方**：黄芩、酒各适量。
**用法**：用酒将黄芩浸透，晒干研为末。每服5克，茶、酒送服。
**主治**：内热引起的头痛。

### 良方二

**处方**：黄芩12克，白芍50克，大枣5枚，甘草6克。
**用法**：水煎服，每日1剂，每剂服3次。
**主治**：大肠湿热，身热口苦，腹痛。

### 良方三

**处方**：黄芩、白术各15克。
**用法**：水煎服，每日1剂，每日1次。
**主治**：孕妇内热引起的胎动不安。

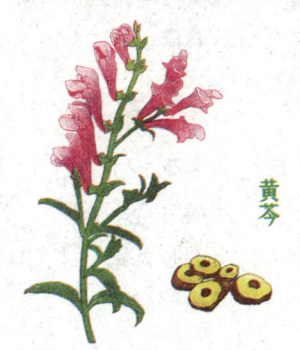

黄芩

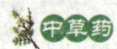

# 金银花

**别名** 忍冬花、银花、金花、金藤花

◆ **入药部位**：为忍冬科植物忍冬的干燥花蕾或带初开的花。

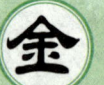

◆ **药材性状**：呈棒状，上粗下细，略弯曲。表面黄白色或绿白色（贮久色渐深），密被短柔毛。偶见叶状苞片。花萼绿色，先端5裂，裂片有毛。开放者花冠筒状，先端二唇形；雄蕊5，附于筒壁，黄色；雌蕊1，子房无毛。

◆ **性味归经**：性寒，味甘。归肺、心、胃经。

◆ **功效主治**：清热解毒，疏散风热。用于治疗痈肿疔疮，喉痹，丹毒，风热感冒，温病发热，热毒血痢等。

◆ **使用禁忌**：脾胃虚寒及气虚疮疡者忌服。

## 良方一

**处方**：新鲜金银花30克。

**用法**：以上药物，水煎3次，分3次服用，每天1剂。

**主治**：荨麻疹。

## 良方二

**处方**：金银花12克，大青叶15克，薄荷9克。

**用法**：水煎服，每日1剂。

**主治**：风热感冒。

## 良方三

**处方**：金银花、甜杏仁各10克，海浮石12克，炙麻黄9克。

**用法**：分3次水煎服，每日1剂，每日1次。

**主治**：喘息性支气管炎。

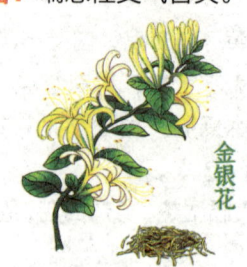

金银花

# 连翘

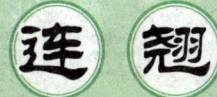

**别名** 旱连子、连壳、空壳、黄花条

- ◆ **入药部位**：为木犀科植物连翘的干燥果实。
- ◆ **药材性状**：呈长卵形至卵形，稍扁。表面有不规则的纵皱纹和多数突起的小斑点，两面各有一条明显的纵沟。顶端锐尖，基部有小果梗或已脱落。青翘多不开裂，表面绿褐色，突起的灰白色小斑点较少；质硬；种子多数，黄绿色，细长，一侧有翅。老翘自顶端开裂或裂成两瓣，表面黄棕色或红棕色，内表面多为浅黄棕色，平滑，具一纵隔；质脆；种子棕色，多已脱落。

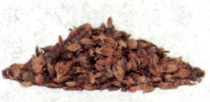

- ◆ **性味归经**：性微寒，味苦。归肺、心、小肠经。
- ◆ **功效主治**：清热解毒，消肿散结。用于治疗温热入营，丹毒，瘰疬，热淋，乳痈，风热感冒等。
- ◆ **使用禁忌**：脾胃虚弱者，气虚发热者，痈疽已溃、脓稀色淡者忌服。

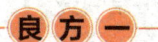

**处方**：连翘心 60 克。
**用法**：炒焦，水煎服，每次 10 克，每日 3 次。
**主治**：呃逆。

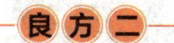

**处方**：防风、甘草炙、连翘、柴胡去芦、山栀子各 15 克。
**用法**：上药研为末，每次服 6 克，用水 6 分，煎至 3 分，食后服。
**主治**：小儿感冒发热。

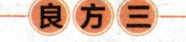

**处方**：连翘 300 克。
**用法**：研细末。每日 20 克，分 3 次，饭前服。
**主治**：辅助治疗肺结核。

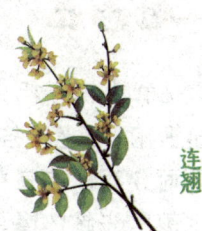

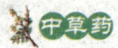

# 夏枯草

**别名** 夕句、乃东、燕面

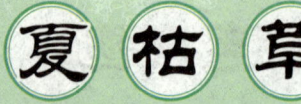

- ◆ **入药部位**：为唇形科植物夏枯草的干燥果穗。
- ◆ **药材性状**：呈圆柱形，略扁；淡棕色至棕红色。全穗由数轮至十数轮宿萼与苞片组成，每轮有对生苞片2片，呈扇形，先端尖尾状，脉纹明显，外表面有白毛。每一苞片内有花3朵，花冠多已脱落，宿萼二唇形，内有小坚果，卵圆形，棕色，尖端有白色突起。
- ◆ **性味归经**：性寒，味苦、辛。归肝、胆经。
- ◆ **功效主治**：清肝明目，散结解毒，平肝潜阳。用于治疗肝热目赤，肝阳眩晕，瘰疬，乳痈等。
- ◆ **使用禁忌**：脾胃虚弱者、气虚者忌服。

### 良方一

**处方**：夏枯草15克，当归12克，白芍、玄参、枸杞各10克，炙甘草3克。

**用法**：水煎服，每日1次，每次1剂。

**主治**：肝虚目晕。

### 良方二

**处方**：夏枯草、黄柏各15克，菊花、金银花、板蓝根各10克，薄荷6克，生甘草5克。

**用法**：水煎，先趁热熏蒸双眼，至温后饮服，早晚各1次。

**主治**：急性结膜炎。

### 良方三

**处方**：夏枯草15克，香附30克。

**用法**：将香附炒焦，与夏枯草共研末，每次服3克，每日2次。

**主治**：结膜炎。

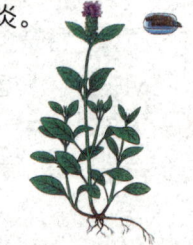

夏枯草

# 板蓝根

**别名**：马蓝根、大蓝根

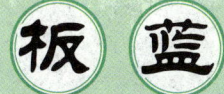

- ◆ **入药部位**：为十字花科植物菘蓝的干燥根。
- ◆ **药材性状**：呈圆柱形，稍扭曲。表面淡灰黄色或淡棕黄色，有纵皱纹、横长皮孔样突起及支根痕。根头略膨大，可见暗绿色或暗棕色轮状排列的叶柄残基和密集的疣状突起。体实，质略软，断面皮部黄白色，木部黄色。
- ◆ **性味归经**：性寒，味苦。归心、胃经。
- ◆ **功效主治**：清热解毒，凉血利咽。用于治疗温疫时毒，发热咽痛，温毒发斑等。
- ◆ **使用禁忌**：体质虚寒者、脾胃虚寒者忌用。

## 良方一

**处方**：板蓝根、大青叶各15克，荆芥9克。
**用法**：水煎服，每日1次，每次1剂。
**主治**：风热感冒，发热，微恶风寒，头痛。

## 良方二

**处方**：板蓝根50克，羌活25克。
**用法**：煎汤，每日2剂，连服3日。
**主治**：流行性感冒。

## 良方三

**处方**：板蓝根35克，蒲公英50~75克。
**用法**：水煎，每日1剂，分2次服。
**主治**：咽喉炎。

## 良方四

**处方**：板蓝根15克。
**用法**：水煎服。药渣挤汁搽敷患处。
**主治**：辅助治疗流行性腮腺炎。

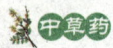

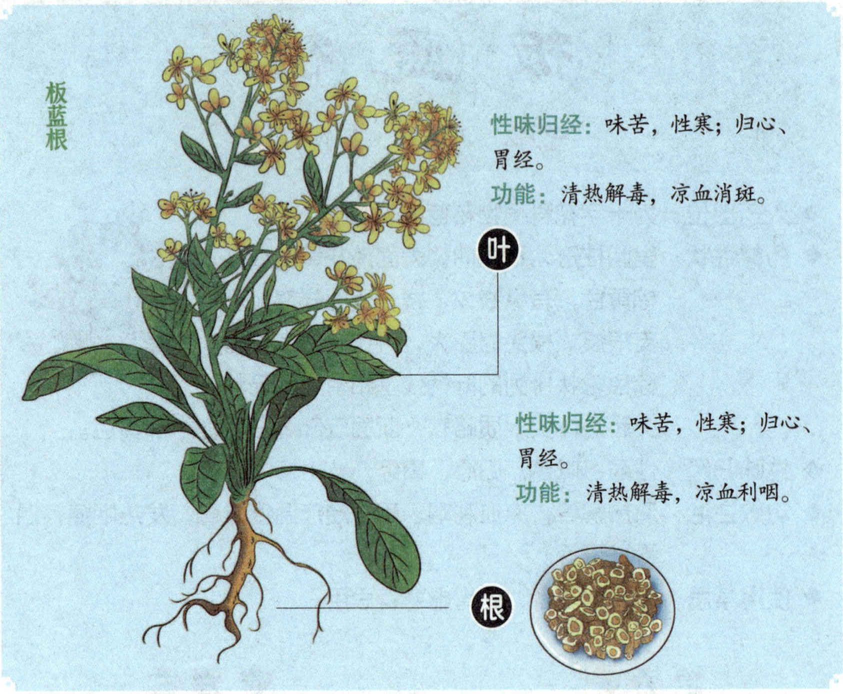

板蓝根

性味归经：味苦，性寒；归心、胃经。
功能：清热解毒，凉血消斑。

叶

性味归经：味苦，性寒；归心、胃经。
功能：清热解毒，凉血利咽。

根

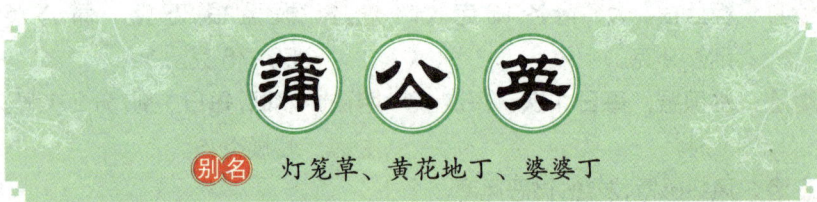

## 蒲 公 英

**别名** 灯笼草、黄花地丁、婆婆丁

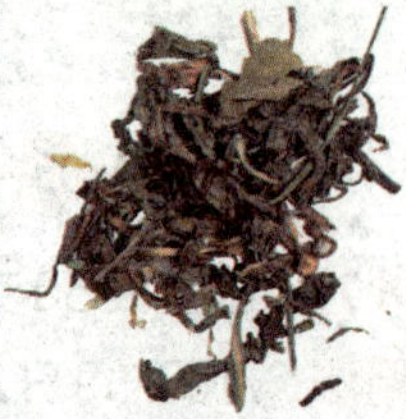

◆ **入药部位**：为菊科植物蒲公英、碱地蒲公英等同属数种植物的干燥全草。

◆ **药材性状**：呈皱缩卷曲的团块。根呈圆锥状，多弯曲；表面棕褐色，抽皱；根头部有棕褐色或黄白色的茸毛，有的已脱落。叶基生，多皱缩破碎，完整叶片呈倒披针形，绿褐色或暗灰绿色，先端尖或钝，边缘浅裂或羽状分裂。头状花序，花冠黄褐色或淡黄白色。有的可见多数具白色冠毛的长椭圆形瘦果。

◆ **性味归经**：性寒，味苦、甘。归肝、胃经。
◆ **功效主治**：清热解毒，消肿散结，利湿通淋。主治小儿热性便秘，痔疮，痈疖疮疡等。
◆ **使用禁忌**：阳虚外寒、脾胃虚弱者忌服。

### 良方一

**处方**：蒲公英100克，香附50克。
**用法**：水煎服，每日1剂，煎服2次。
**主治**：急性乳腺炎。

### 良方二

**处方**：鲜蒲公英150克。
**用法**：水煎服，每日1剂。一般使用3剂即可止血、消肿、止痛。
**主治**：痔疮。

### 良方三

**处方**：鲜蒲公英、酢浆草各45克。
**用法**：洗净，晾干，捣烂如泥，敷患处。每日更换1次，一般使用3剂。
**主治**：疔疮（未溃烂）。

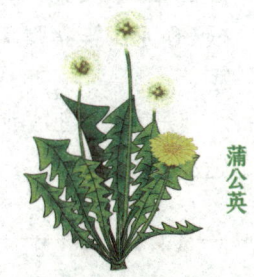

蒲公英

# 鱼腥草

**别名** 蕺菜、菹菜、折耳根

◆ **入药部位**：为三白草科植物蕺菜的新鲜全草或干燥地上部分。
◆ **药材性状**：鲜鱼腥草茎呈圆柱形。上部绿色或紫红色，下部白色，节明显，下部节上生有须根，无毛或被疏毛。叶互生，叶片心形，先端渐尖，全缘；上表面绿色，密生腺点，下表面

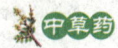

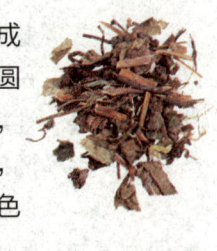

常紫红色；叶柄细长，基部与托叶合生成鞘状。穗状花序顶生。干鱼腥草茎呈扁圆柱形，表面黄棕色，具纵棱数条；质脆，易折断。叶片卷折皱缩，展平后呈心形，上表面暗黄绿色至暗棕色，下表面灰绿色或灰棕色。

◆ **性味归经**：性微寒，味辛。归肺经。
◆ **功效主治**：清热解毒，排脓消痈，利尿通淋。用于治疗肺痈吐脓，痰热喘咳，热痢，热淋。
◆ **使用禁忌**：脾胃虚寒者、阴性外疡者、无红肿热痛者、过敏体质者忌服。

### 良方一

**处方**：鲜鱼腥草 80 克，三白草根 30 克，鲜猪瘦肉 100 克。
**用法**：水煎，顿服，在饭前服用。
**主治**：妇女白带恶臭。

### 良方二

**处方**：鱼腥草根 50 克，白糖 10 克，凉白开 30 克。
**用法**：先将鱼腥草根洗净，加凉白开，捣烂取汁，加入白糖，顿服。
**主治**：中暑。

### 良方三

**处方**：鲜鱼腥草根 100 克，白糖适量。
**用法**：鲜鱼腥草根洗净，加白糖拌吃。
**主治**：风火眼痛。

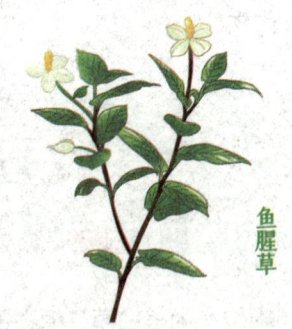

鱼腥草

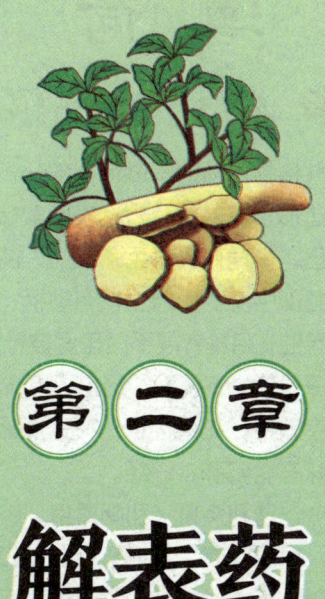

# 第二章

# 解表药

解表药指解除表证的中草药,以发散表邪为主要作用,多属辛散轻扬之品,可促进人体发汗,使表邪随汗排出,从而起到解热镇痛、祛痰、平喘、利尿等效果。

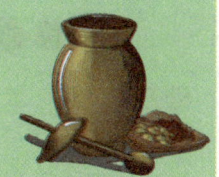

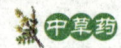

# 薄 荷

**别名** 蕃荷菜、升阳菜、夜息香

- ◆ **入药部位**：为唇形科植物薄荷的干燥地上部分。
- ◆ **药材性状**：茎呈方柱形，有对生分枝；表面紫棕色或淡绿色，棱角处具茸毛；质脆，断面白色，髓部中空。叶对生，有短柄；叶片皱缩卷曲，完整者展平后呈宽披针形、长椭圆形或卵形；上表面深绿色，下表面灰绿色，稀被茸毛，有凹点状腺鳞。轮伞花序腋生，花萼钟状，花冠淡紫色。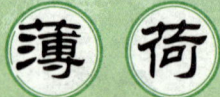
- ◆ **性味归经**：性凉，味辛。归肺、肝经。
- ◆ **功效主治**：疏散风热，清利头目，利咽透疹，疏肝解郁。用于治疗风热感冒，风温初起，头痛，目赤，口疮，风疹等。
- ◆ **使用禁忌**：血虚眩晕、阴虚发热者忌服。孕妇忌过量食用。

## 良方一

**处方**：薄荷、栀子炭、桔梗各10克，连翘12克，甘草5克。

**用法**：水煎服，每日1次，每次1剂。

**主治**：外感风热，发热头痛，咽痛咳嗽。

## 良方二

**处方**：薄荷、淡竹叶各5克，紫苏、桑叶各10克，金银花15克。

**用法**：水煎服，每日1次，每次1剂。

**主治**：风热感冒，咳嗽，发热。

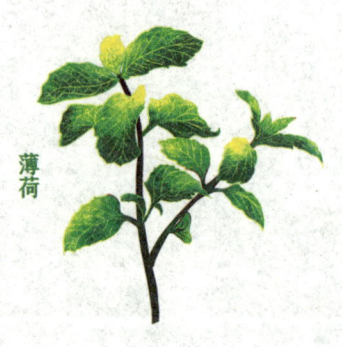

薄荷

# 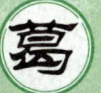 葛 根

**别名** 干葛、鸡齐根、葛条根

◆ **入药部位：** 为豆科植物野葛的干燥根。
◆ **药材性状：** 呈纵切的长方形厚片或小方块。外皮淡棕色至棕色，有纵皱纹，粗糙。切面黄白色至淡黄棕色，有的纹理明显。质韧，纤维性强。
◆ **性味归经：** 性凉，味甘、辛。归脾、胃、肺经。
◆ **功效主治：** 解表退热，生津，透疹，升阳止泻，通经活络，解酒毒。用于治疗外感发热头痛，眩晕头痛，项背强痛，消渴，热痢，泄泻等。
◆ **使用禁忌：** 脾胃虚寒者忌服，低血压人群慎用。

### 良方一

**处方：** 葛根 12 克。
**用法：** 水煎，分 2 次口服，每日 1 剂。3 周为 1 个疗程。
**主治：** 辅助治疗高血压。

### 良方二

**处方：** 葛根 15 克，黄芩、黄连各 10 克，炙甘草 3 克。
**用法：** 水煎服，每日 1 次，每次 1 剂。
**主治：** 湿热泻痢，热重于湿。

### 良方三

**处方：** 葛根 10 克，麻黄、桂枝、生姜、白芍各 5 克，大枣 10 枚。
**用法：** 水煎服。
**主治：** 外感风寒，恶寒发热，无汗，项背强痛。

### 良方四

**处方：** 葛根 30 克。
**用法：** 煎水常服。
**主治：** 辅助治疗冠心病。

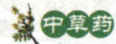

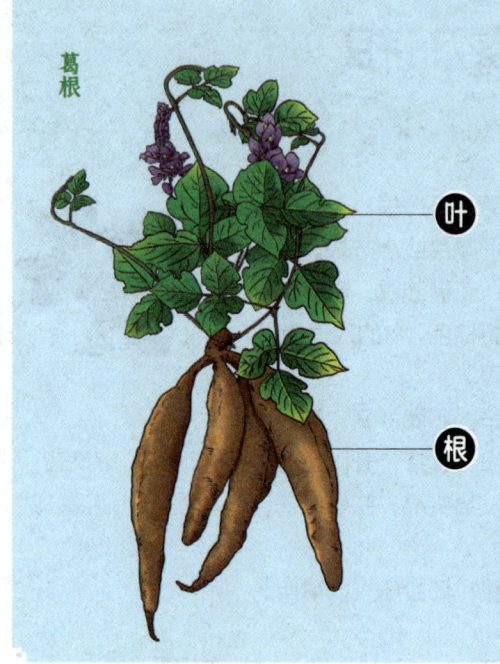

葛根

叶

根

**性味**：性平，味甘、辛。
**主治**：表证发热，项背强痛，麻疹初起透发不畅，热病烦渴，消渴病，脾虚泄泻，湿热，泻痢初起。

# 柴 胡

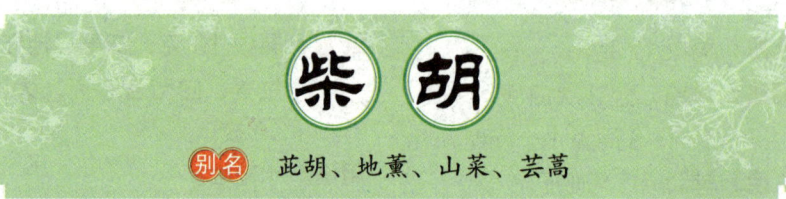

**别名** 茈胡、地薰、山菜、芸蒿

◆ **入药部位**：为伞形科植物柴胡或狭叶柴胡的干燥根，分别习称为"北柴胡"和"南柴胡"。
◆ **药材性状**：北柴胡呈圆柱形或长圆锥形，根头膨大，下部分枝。表面黑褐色或浅棕色，具纵皱纹、支根痕及皮孔。质硬而韧，不易折断，断面显纤维性，皮部浅棕色，木部黄白色。南柴胡根较细，圆锥形，顶端有多数细毛状枯叶纤维，下部多不分枝或稍分枝。表面红棕色或黑棕色，靠近根头处多具细密环纹。质稍软，易折断，断面略平坦，不显纤维性。具败油气。
- ◆ **性味归经**：性微寒，味辛、苦。归肝、胆、肺经。
- ◆ **功效主治**：疏散表里，疏肝解郁，升举阳气。用于治疗感冒发热，寒热往来，月经不调，子宫脱垂等。
- ◆ **使用禁忌**：气机上逆、肝阳上亢者忌服。

### 良方一

**处方**：柴胡6克，黄芩、姜制半夏各10克。

**用法**：水煎服，每日1次，每次1剂。

**主治**：感冒，寒热往来，呕吐，疟疾。

### 良方二

**处方**：柴胡、当归、白芍、郁金、栀子各10克，板蓝根、夏枯草各15克，枳壳8克。

**用法**：水煎服，每日1次，每次1剂。

**主治**：无黄疸型肝炎（气滞型）。

### 良方三

**处方**：柴胡10克，黄芩、人参、半夏、炙甘草各8克，生姜5克，大枣10枚。

**用法**：水煎服，每日1剂，每日1次。

**主治**：寒热往来，胸胁苦满，口苦咽干。

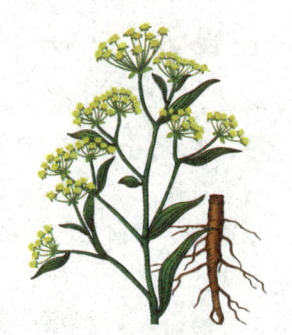

柴胡

# 麻黄

**别名** 龙沙、卑相、卑盐

- ◆ **入药部位**：为麻黄科植物草麻黄、中麻黄或木贼麻黄的干燥草质茎。
- ◆ **药材性状**：草麻黄呈细长圆柱形，少分枝。有的带少量棕色木质茎。

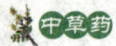

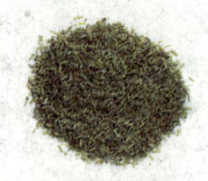

表面淡绿色至黄绿色，有细纵脊线，触之微有粗糙感。节明显；裂片为锐三角形，先端灰白色，反曲，基部联合成筒状，红棕色。体轻，质脆，易折断，断面略呈纤维性，周边绿黄色，髓部红棕色，近圆形。中麻黄多分枝，有粗糙感。节上有膜质鳞叶，裂片先端锐尖。断面髓部呈三角状圆形。木贼麻黄有较多分枝，无粗糙感。有膜质鳞叶；裂片上部为短三角形，灰白色，先端多不反曲，基部棕红色至棕黑色。

◆ **性味归经**：性温，味辛、微苦。归肺、膀胱经。
◆ **功效主治**：发汗散寒，宣肺平喘，利水消肿。可用于治疗风寒感冒，胸闷喘咳，风水浮肿等。
◆ **使用禁忌**：体虚自汗、盗汗、虚喘者忌服。

### 良方一

**处方**：麻黄、生姜各 3 克，牛蒡子、防风、荆芥各 10 克，甘草 6 克。
**用法**：水煎服，每日 1 次，每次 1 剂。
**主治**：风寒感冒，头痛鼻塞。

### 良方二

**处方**：麻黄 9 克，杏仁 12 克，甘草 3 克，生姜 6 克。
**用法**：水煎服，每日 1 次，每次 1 剂。
**主治**：风寒感冒，鼻塞声重，语音不出。

### 良方三

**处方**：绿豆粉、麻黄根或节、甘草各等分。
**用法**：上药研为细末。每次 3 克，用无根水 100 毫升调服。
**主治**：风寒感冒。

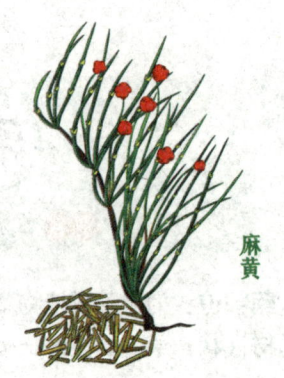

麻黄

# 白芷

**别名** 白茝、苻蓠、泽芬、香白芷

- ◆ **入药部位**：为伞形科植物白芷或杭白芷的干燥根。
- ◆ **药材性状**：呈长圆锥形。表面灰棕色或黄棕色，根头部钝四棱形或近圆形，具纵皱纹、支根痕及皮孔样的横向突起，有的排列成四纵行。顶端有凹陷的茎痕。质坚实，断面白色或灰白色，粉性，形成层环棕色，近方形或近圆形，皮部散有多数棕色油点。

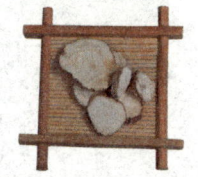

- ◆ **性味归经**：性温，味辛。归胃、大肠、肺经。
- ◆ **功效主治**：解表散寒，祛风止痛，消肿排脓，燥湿止带。用于治疗感冒头痛，鼻塞流涕，牙痛，妇女赤白带下等。
- ◆ **使用禁忌**：阴虚血热者、孕妇以及婴幼儿忌服。

### 良方一

**处方**：白芷、藁本各10克，川芎5克，细辛3克。
**用法**：水煎服，每日1次，每次1剂。
**主治**：头痛，偏头痛。

### 良方二

**处方**：白芷100克。
**用法**：将药研为细末，炼蜜丸如弹子大。每次嚼服1丸，以清茶化下，每日2次。
**主治**：头痛，眩晕。

### 良方三

**处方**：白芷100克。
**用法**：研细粉，制成水丸，每服6克。
**主治**：感冒，头痛。

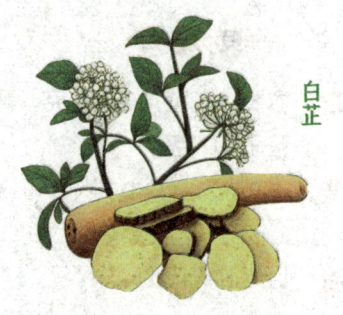

白芷

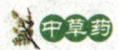

# 木 贼

**别名** 节骨草、木贼草、笔头草

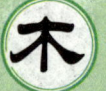

◆ **入药部位**：为木贼科植物木贼的干燥地上部分。
◆ **药材性状**：呈长管状，不分枝。表面灰绿色或黄绿色，有纵棱，棱上有多数细小光亮的疣状突起；节明显，节上着生筒状鳞叶，叶鞘基部和鞘齿黑棕色，中部淡棕黄色。体轻，质脆，易折断，断面中空，周边有多数圆形的小空腔。
◆ **性味归经**：性平，味甘、苦。归肺、肝经。
◆ **功效主治**：疏散风热，明目退翳，止血。用于治疗风热目赤，迎风流泪，目生云翳等。
◆ **使用禁忌**：气血虚弱者及暑热伤血者忌服。

## 良方一

**处方**：木贼、桑叶、菊花、黄芩、蒲公英各10克。
**用法**：水煎服，每日1次，每次1剂。
**主治**：急性结膜炎。

## 良方二

**处方**：木贼、车前草各12克，青葙子10克。
**用法**：水煎服，每日1次，每次1剂。
**主治**：目赤肿痛流泪。

## 良方三

**处方**：去节木贼30克，生姜15克，苏叶10克，陈皮6克。
**用法**：水煎服，每日1次，每次1剂。
**主治**：外感风寒湿邪，无汗身痛。

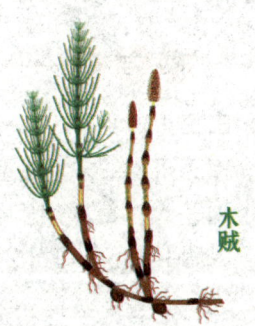

木贼

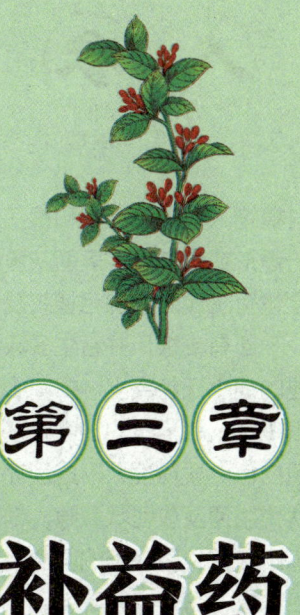

# 第三章

# 补益药

补益药又称补虚药、补养药，指具有补虚扶弱、益气、养血、滋阴、助阳等作用的中草药，能够增强人体的活动机能、提高免疫力、消除各类虚弱证候等。

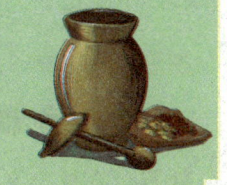

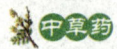

# 人参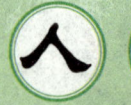

**别名**：人衔、鬼盖、神草、土精、血参

- ◆ **入药部位**：为五加科植物人参的干燥根和根茎。
- ◆ **药材性状**：主根呈纺锤形或圆柱形。表面灰黄色，上部或全体有疏浅断续的粗横纹及明显的纵皱，下部有支根，并着生多数细长的须根，须根上常有不明显的细小抚状突出。根茎（芦头）多拘挛而弯曲，具不定根（艼）和稀疏的凹窝状茎痕（芦碗）。质较硬，断面淡黄白色，显粉性，形成层环纹棕黄色，皮部有黄棕色的点状树脂道及放射状裂隙。根茎细长，少数粗短，中上部具稀疏或密集而深陷的茎痕。不定根较细，多下垂。
- ◆ **性味归经**：性微温，味甘、微苦。归脾、肺、心、肾经。
- ◆ **功效主治**：大补元气，补脾益肺，生津养血，复脉固脱，安神益智。用于治疗体虚欲脱，肢冷脉微，惊悸失眠，脾虚食少，气血亏虚等。
- ◆ **使用禁忌**：阴虚阳亢者及儿童、孕妇等忌服。不宜与藜芦、五灵脂同用。

## 良方一

**处方**：人参10克，酸枣仁（炒）15克。
**用法**：水煎服，每日1次，每次1剂。
**主治**：神经衰弱，失眠，健忘。

## 良方二

**处方**：人参片30克，白酒1000毫升。
**用法**：将人参片投入白酒中，密封浸泡10日。每日2次，每次饮25毫升。
**主治**：补虚，抗衰老。

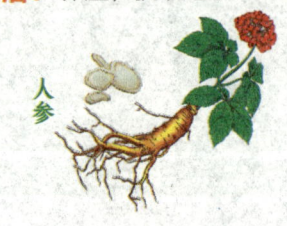

# 当归

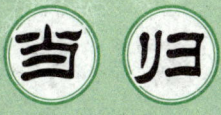

**别名** 云归、马尾归、干归

- ◆ **入药部位**：为伞形科植物当归的干燥根。
- ◆ **药材性状**：略呈圆柱形，下部有支根3~5条或更多。表面浅棕色至棕褐色，具纵皱纹和横长皮孔样突起。根头具环纹，上端圆钝，或具数个明显突出的根茎痕，有紫色或黄绿色的茎和叶鞘的残基；主根（归身）表面凹凸不平；支根（归尾）上粗下细，多扭曲，有少数须根痕。质柔韧，断面黄白色或淡黄棕色，皮部厚，有裂隙和多数棕色点状分泌腔，木部色较淡，形成层环黄棕色。
- ◆ **性味归经**：性温，味甘、辛。归肝、心、脾经。
- ◆ **功效主治**：补血活血，调经止痛，润肠通便。用于治疗月经不调，血虚萎黄，眩晕心悸，经闭痛经，虚寒腹痛，肠燥便难，风湿痹痛，痈疽疮疡等。
- ◆ **使用禁忌**：大便溏泄、月经过多、阴虚内热者忌服。

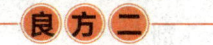

**处方**：当归60克，米酒1000克。
**用法**：当归切片，浸入米酒中1周。每日饮10毫升。
**主治**：风湿痹痛，胸腹瘀血。

良方二

**处方**：当归、川芎、香附、菊花、桃仁、柴胡、白芥子各10克，白芷12克，甘草6克。
**用法**：水煎服，每日1次，每次1剂。
**主治**：偏头痛。

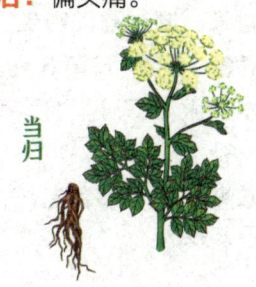

当归

# 甘草

**别名**：美草、甜草、甜根子、棒草、灵通

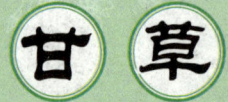

- ◆ **入药部位**：为豆科植物甘草、胀果甘草或光果甘草的干燥根和根茎。
- ◆ **药材性状**：甘草根呈圆柱形。外皮松紧不一。表面红棕色或灰棕色，具显著的纵皱纹、沟纹、皮孔及稀疏的细根痕。质坚实，断面略显纤维性，黄白色，粉性，形成层环明显，射线放射状，有的有裂隙。根茎呈圆柱形，表面有芽痕，断面中部有髓。胀果甘草根和根茎木质粗壮，外皮粗糙，多灰棕色或灰褐色。质坚硬，木质纤维多，粉性小。根茎不定芽多而粗大。光果甘草根和根茎质地较坚实，外皮不粗糙，多灰棕色，皮孔细而不明显。
- ◆ **性味归经**：性平，味甘。归心、肺、脾、胃经。
- ◆ **功效主治**：益气补中，清热解毒，祛痰止咳，调和诸药。用于治疗脾胃虚弱，气短乏力，心悸自汗，咳嗽痰多，痈肿疮毒等。
- ◆ **使用禁忌**：痢疾初作、醛固酮增多症、低钾血症患者忌服。肾病、高血压、水肿、充血性心力衰竭患者慎用。不宜与海藻、京大戟、甘遂、芫花同用。

## 良方一

**处方**：甘草、制半夏、杏仁、紫菀各10克，麻黄6克。

**用法**：水煎服，每日1次，每次1剂。

**主治**：咳嗽声重，痰多色白，气喘，恶寒发热。

## 良方二

**处方**：甘草、桔梗、牛蒡子各10克，金银花15克。

**用法**：水煎服，每日1次，每次1剂。

**主治**：咽喉肿痛。

### 良方三

**处方**：生甘草 15 克。
**用法**：水煎代茶频饮。
**主治**：祛痰止咳。

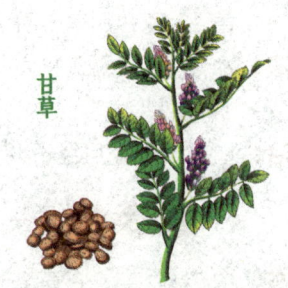

## 白芍

**别名** 白芍药、金芍药、将离

- ◆ **入药部位**：为毛茛科植物芍药的干燥根。
- ◆ **药材性状**：呈圆柱形，平直或稍弯曲。表面类白色或淡棕红色，光洁或有纵皱纹及细根痕，偶有残存的棕褐色外皮。质坚实，不易折断，断面较平坦，类白色或微带棕红色，形成层环明显，射线放射状。
- ◆ **性味归经**：性微寒，味苦、酸。归肝、脾经。
- ◆ **功效主治**：养血调经，柔肝止痛，敛阴止汗，平抑肝阳。用于治疗四肢拘挛疼痛，肝阳眩晕，自汗，盗汗，腹痛，月经不调，头痛等。
- ◆ **使用禁忌**：阳衰虚寒者忌服。不宜与藜芦同用。

### 良方一

**处方**：白芍 12 克，熟地黄、当归各 15 克，川芎 10 克。
**用法**：水煎服，每日 1 次，每次 1 剂。
**主治**：血虚所致月经不调，行经腹痛。

### 良方二

**处方**：白芍、当归各 9 克，熟地

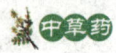

黄 15 克, 川芎 6 克。
**用法:** 水煎服, 每日 1 次, 每次 1 剂。
**主治:** 血虚或阴虚月经不调。

**用法:** 共研为细末。每次 30 克细末加水 120 毫升, 煮沸 3~5 分钟。澄清后温服, 每日两次。
**主治:** 支气管哮喘缓解期。

── 良方三 ──

**处方:** 白芍 50 克, 甘草 25 克。

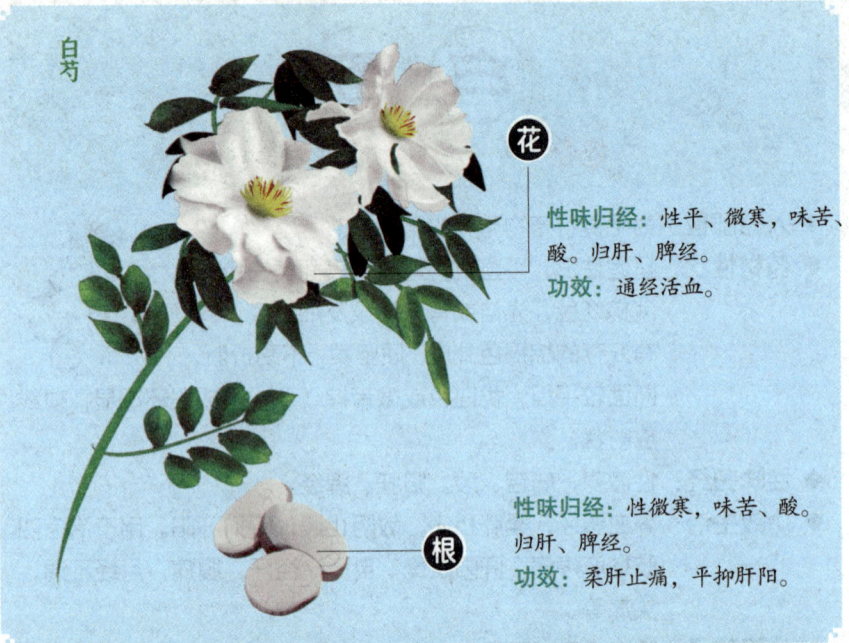

白芍

花
**性味归经:** 性平、微寒, 味苦、酸。归肝、脾经。
**功效:** 通经活血。

根
**性味归经:** 性微寒, 味苦、酸。归肝、脾经。
**功效:** 柔肝止痛, 平抑肝阳。

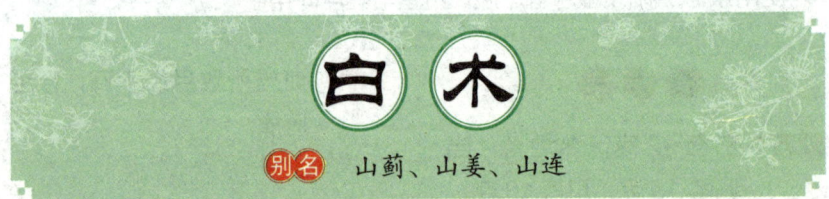

# 白术

**别名** 山蓟、山姜、山连

◆ **入药部位:** 为菊科植物白术的干燥根茎。
◆ **药材性状:** 为不规则的肥厚团块。表面灰黄色或灰棕色, 有瘤状突起

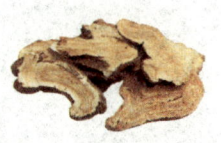

及断续的纵皱和沟纹,并有须根痕,顶端有残留茎基和芽痕。质坚硬不易折断,断面不平坦,黄白色至淡棕色,有棕黄色的点状油室散在;烘干者断面角质样,色较深或有裂隙。

◆ **性味归经**:性温,味苦、甘。归脾、胃经。
◆ **功效主治**:健脾益气,燥湿利尿,止汗,安胎。用于治疗脾虚食少,腹胀泄泻,水肿,自汗,胎动不安等。
◆ **使用禁忌**:久病伤阴、少津,湿热邪毒未清又外感热病邪实者忌服。

### 良方一

**处方**:白术(酒浸,九蒸九晒)、菟丝子(酒煮,晒干)各500克。

**用法**:共研为细末,制成蜜丸。每服15克。

**主治**:食而不化。

### 良方二

**处方**:炒白术90克,枳实、砂仁、木香各30克。

**用法**:共研粉,制为丸。每服8克。

**主治**:脾胃虚弱,食停腹胀,脾虚气滞引起的食欲不振。

### 良方三

**处方**:生白术30克,糖适量。

**用法**:研为细末,放锅上蒸。每日3次,每次3克。

**主治**:儿童流涎。

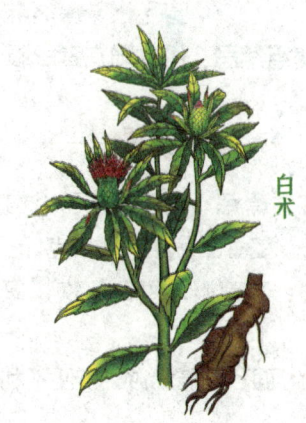

白术

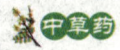

# 黄芪

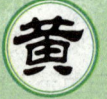

**别名** 蜀脂、百本、独椹、黄耆

- ◆ **入药部位**：为豆科植物蒙古黄芪或膜荚黄芪的干燥根。
- ◆ **药材性状**：呈圆柱形，有的有分枝，上端较粗。表面淡棕黄色或淡棕褐色，有不整齐的纵皱纹或纵沟。质硬而韧，不易折断，断面纤维性强，并显粉性，皮部黄白色，木部淡黄色，有放射状纹理和裂隙，老根中心偶呈枯朽状，黑褐色或呈空洞。
- ◆ **性味归经**：性微温，味甘。归肺、脾经。
- ◆ **功效主治**：补气升阳，生津养血，固表止汗，利尿消肿，托毒敛疮。用于治疗气虚乏力，食少泄泻，便血崩漏，气虚自汗，半身不遂，痹痛麻木等。
- ◆ **使用禁忌**：阴虚阳亢者忌服。

### 良方一

**处方**：黄芪15克，防己、白术各10克，甘草3克。
**用法**：水煎服，每日1次，每次1剂。
**主治**：面目四肢水肿，小便不利。

### 良方二

**处方**：黄芪、党参各35克，白酒600毫升。
**用法**：共密封浸泡15日后，酌量饮用。
**主治**：气虚喘咳。

### 良方三

**处方**：黄芪15克。
**用法**：水煎服，隔日1剂，10天为一个疗程。
**主治**：体虚自汗，感冒。

# 麦 冬

**别名** 麦门冬、寸冬、沿阶草、野麦冬

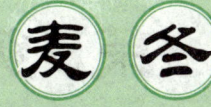

- ◆ **入药部位**：为百合科植物麦冬的干燥块根。
- ◆ **药材性状**：呈纺锤形，两端略尖。表面淡黄色或灰黄色，有细纵纹。质柔韧，断面黄白色，半透明，中柱细小。
- ◆ **性味归经**：性微寒，味甘、微苦。归心、肺、胃经。
- ◆ **功效主治**：养阴生津，润肺清心。用于治疗肺燥干咳，心烦失眠，内热消渴，肠燥便秘，喉痹咽痛等。
- ◆ **使用禁忌**：脾胃虚寒、感染风寒、咳嗽者忌服。

### 良方一

**处方**：鲜麦冬全草50克。
**用法**：切碎，煎汤。每天1剂，代茶饮服，连用3个月。
**主治**：辅助治疗糖尿病。

### 良方二

**处方**：麦冬15克，锦鸡儿根30克，地骨皮20克。
**用法**：水煎服，每日1剂。
**主治**：阴虚肺热型肺痿，潮热，口干渴。

### 良方三

**处方**：玄参、麦冬各60克，乌梅24克，桔梗30克，甘草15克。
**用法**：上药拣去杂质，共研碎，混匀，分装，每袋18克，开水冲泡，代茶饮。每日2次，每次1袋。
**主治**：燥咳痰少。

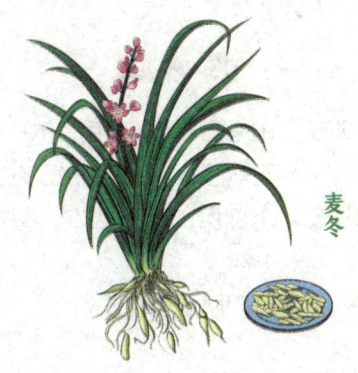

麦冬

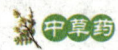

# 山茱萸

**别名**：萸肉、肉枣、枣皮、药枣、山萸肉

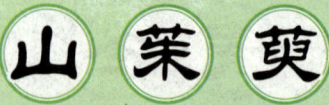

- ◆ **入药部位**：为山茱萸科植物山茱萸的干燥成熟果肉。
- ◆ **药材性状**：呈不规则的片状或囊状。表面紫红色至紫黑色，皱缩，有光泽。顶端有的有圆形宿萼痕，基部有果梗痕。质柔软。
- ◆ **性味归经**：性微温，味酸、涩。归肝、肾经。
- ◆ **功效主治**：补益肝肾，涩精固脱。用于治疗眩晕耳鸣，腰膝酸痛，阳痿遗精，遗尿尿频，大汗虚脱，内热消渴等。
- ◆ **使用禁忌**：阴虚火旺者忌服。

## 良方一

**处方**：山茱萸15克，金樱子、女贞子各10克。

**用法**：水煎服，每日1次，每次1剂。

**主治**：因肾虚或阴虚引起的遗精，早泄。

## 良方二

**处方**：山茱萸、党参、黄芪各10克，五味子6克，牡蛎15克。

**用法**：水煎服，每日1次，每次1剂。

**主治**：气阴两虚型盗汗。

## 良方三

**处方**：山茱萸、桂圆肉、党参各50克。

**用法**：水煎，每日1剂，分3次服。

**主治**：心脾两虚型神经衰弱,失眠。

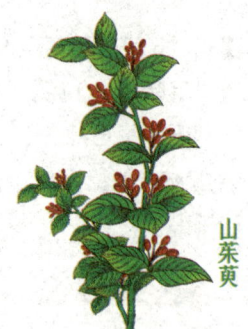

山茱萸

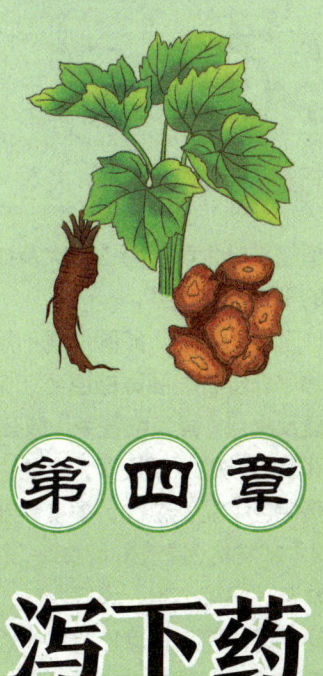

# 第四章

# 泻下药

泻下药是指能够引起腹泻，或润滑大肠、促进排便的中草药，多属沉降之品，主要用于里实的证候，以排除胃肠积滞和燥屎等为目的，部分可用于疮痈肿毒及瘀血证。

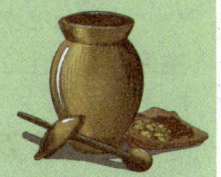

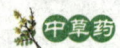

# 大黄

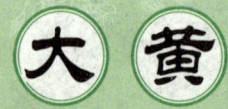

**别名** 将军、黄良、火参

- ◆ **入药部位**：为蓼科植物掌叶大黄、唐古特大黄或药用大黄的干燥根和根茎。
- ◆ **药材性状**：呈类圆柱形、圆锥形、卵圆形或不规则块状。除尽外皮者表面黄棕色至红棕色，有的可见类白色网状纹理及星点（异型维管束）散在，残留的外皮棕褐色，多具绳孔及粗皱纹。质坚实，有的中心稍松软，断面淡红棕色或黄棕色，显颗粒性；根茎髓部宽广，有星点环列或散在；根木部发达，具放射状纹理，形成层环明显，无星点。
- ◆ **性味归经**：性寒，味苦。归脾、胃、大肠、肝、心包经。
- ◆ **功效主治**：泻热通便，清热泻火，凉血解毒，逐瘀通经，利湿退黄。用于治疗实热积滞便秘，血瘀经闭，跌打瘀痛，目赤咽肿，痈肿疔疮，湿热黄疸，里急后重，淋证，水火烫伤，血热出血等。
- ◆ **使用禁忌**：脾胃虚弱、虚寒等病症患者及怀孕、月经期、哺乳期女性忌服。不可超量服用，更不可长期服用。

## 良方一

**处方**：生大黄30克。
**用法**：加水250毫升，武火煎成200毫升药液，饭后温服，每日2次。连服3日。
**主治**：复发性口疮。

## 良方二

**处方**：大黄30克。
**用法**：研末，加米醋调成糊状，敷于两脚心，每次2小时，可用3次。
**主治**：肠胀气。

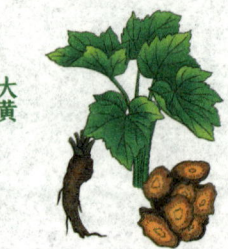

大黄

# 京大戟

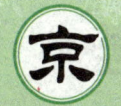

**别名** 下马仙、邛钜、大戟

◆ **入药部位：** 为大戟科植物大戟的干燥根。
◆ **药材性状：** 呈不整齐的长圆锥形，略弯曲，常有分枝。表面灰棕色或棕褐色，粗糙，有纵皱纹、横向皮孔样突起及支根痕。顶端略膨大，有多数茎基及芽痕。质坚硬，不易折断，断面类白色或淡黄色，纤维性。
◆ **性味归经：** 性寒，味苦。有毒。归肺、脾、肾经。
◆ **功效主治：** 泻下逐饮，消肿散结。用于治疗水饮泛溢，水肿胀满，胸腹积水，痰饮结聚，二便不利，痈肿疮毒等。
◆ **使用禁忌：** 虚寒阴水者、孕妇忌服，体弱者慎服。不宜与芫花、海藻、石菖蒲、芦草、甘草等同用。

## 良方一

**处方：** 京大戟 50 克。
**用法：** 京大戟去粗皮，烘干，研粉入胶囊，每粒 0.5 克。每日 2 次，每次 2 粒。隔日服，连服 7 日。
**主治：** 慢性肾炎水肿。

## 良方二

**处方：** 泽泻 60 克，京大戟、甘遂、芫花、葶苈子各 30 克，红枣肉适量。
**用法：** 共研粉，捏为丸。每次 6 克，每 12 日服 1 次。
**主治：** 水肿、腹水。

## 良方三

**处方：** 京大戟 60 克。
**用法：** 京大戟研粉，蜂蜜调和敷患处。
**主治：** 痈疽，瘰疬。

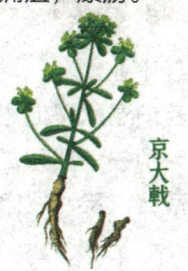

# 芦 荟

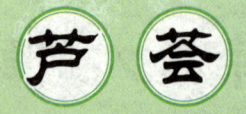

**别名** 卢会、讷会、奴会

- ◆ **入药部位：** 为百合科植物库拉索芦荟、好望角芦荟或其他同属近缘植物叶的汁液浓缩干燥物。
- ◆ **药材性状：** 库拉索芦荟呈不规则块状，常破裂为多角形，大小不一。表面呈暗红褐色或深褐色，无光泽。体轻，质硬，不易破碎，断面粗糙或显麻纹。富吸湿性。好望角芦荟表面呈暗褐色，略显绿色，有光泽。体轻，质松，易碎，断面玻璃样而有层纹。
- ◆ **性味归经：** 性寒，味苦。归肝、胃、大肠经。
- ◆ **功效主治：** 杀虫疗疳，清肝泻火，泻下通便，凉血解毒。用于治疗大便不通，惊痫抽搐，癣疮等。
- ◆ **使用禁忌：** 脾胃虚寒作泻者、不思食者忌服。

## 良方一

**处方：** 芦荟适量。

**用法：** 研粉，装瓶备用。将药粉撒于患处，以覆盖出血部位为宜。

**主治：** 拔牙出血等出血症。

## 良方二

**处方：** 芦荟叶适量。

**用法：** 用药前温水浸泡患处，变软后刮去角质层，然后再将芦荟去皮，把肉质黏性一面敷于患处，用胶布固定，每晚睡前换药1次。轻者用药3~4次，重者用药6~7次可痊愈。

**主治：** 鸡眼。

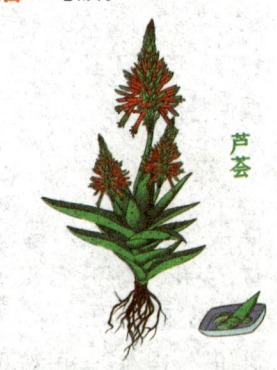

芦荟

# 甘遂

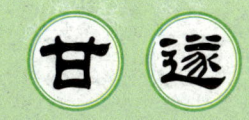

**别名** 重泽、猫儿眼、主田

- ◆ **入药部位**：为大戟科植物甘遂的干燥块根。
- ◆ **药材性状**：呈椭圆形、长圆柱形或念珠形。表面类白色或黄白色，凹陷处有棕色外皮残留。质脆，易折断，断面粉性，白色，木部微显放射状纹理；长圆柱状者纤维性较强。
- ◆ **性味归经**：性寒，味苦。有毒。归肺、肾、大肠经。
- ◆ **功效主治**：泻水逐饮，消肿散结。用于治疗水肿胀满，痰饮积聚，二便不利，气逆咳喘，风痰癫痫等。
- ◆ **使用禁忌**：虚寒阴水者及孕妇忌服。体弱者慎用。不宜与甘草同用。

## 良方一

**处方**：甘遂末 1.5 克，生大黄 15 克，枳壳 6 克。
**用法**：水煎服，每日 1 次，每次 1 剂。
**主治**：肠梗阻早期或轻型。

## 良方二

**处方**：甘遂、枳壳、赤芍、昆布各 10 克，甘草 5 克。
**用法**：水煎服，连用 1 周。
**主治**：小儿睾丸鞘膜积液。

## 良方三

**处方**：甘遂 3 克，大黄、芒硝各 9 克。
**用法**：水煎服，每日 1 次，每次 1 剂。
**主治**：渗出性胸膜炎、胸腔积液。

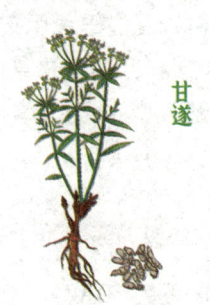

甘遂

# 巴豆

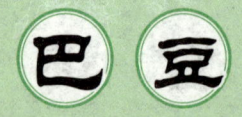

**别名** 巴菽、刚子、老阳子

- ◆ **入药部位**：为大戟科植物巴豆的干燥成熟果实。
- ◆ **药材性状**：呈卵圆形，一般具三棱。表面灰黄色或稍深，粗糙，有纵线，顶端平截，基部有果梗痕。破开果壳，可见3室，每室含种子1粒。种子呈略扁的椭圆形，表面棕色或灰棕色，一端有小点状的种脐和种阜的疤痕，另端有微凹的合点，其间有隆起的种脊；外种皮薄而脆，内种皮呈白色薄膜；种仁黄白色，油质。
- ◆ **性味归经**：性热，味辛。有大毒。归胃、大肠经。
- ◆ **功效主治**：泻下寒积，逐水消肿，外用蚀疮。用于治疗寒积便秘，腹满胀痛，腹水臌胀，恶疮疥癣，疣痣等。
- ◆ **使用禁忌**：无寒实积滞者、孕妇及体弱者忌服。不宜与牵牛子同用。

## 良方一

**处方**：绿豆3粒，巴豆10粒，枣2枚。

**用法**：将绿豆、巴豆用布包好捣成细末，加枣肉共同捣烂。贴于肚脐眼下部。

**主治**：小儿痢疾。

## 良方二

**处方**：巴豆仁50克。

**用法**：研末，置胶囊内。每次服80毫克，小儿酌减。每5小时用药1次，至畅泻为度，每24小时不超过400毫克。

**主治**：胆绞痛，胆道蛔虫症。

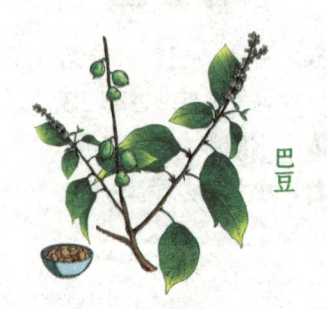

巴豆

# 第五章

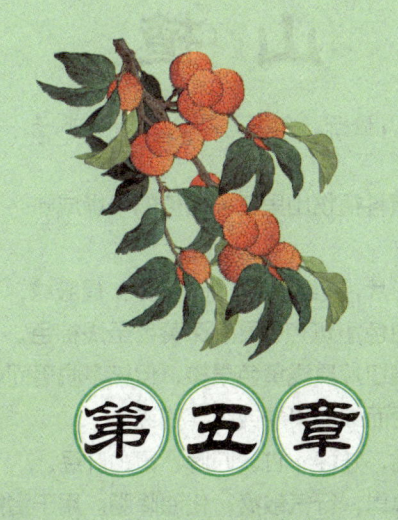

# 理气消食药

理气消食药指具有消食化积、增进食欲等作用，主要用于治疗脾胃气滞、肝气郁滞、肺气壅滞等所致胸腹疼痛的中草药，想要消食，必先理气，此类药多为辛温燥散之品。

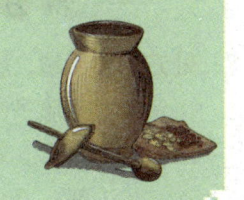

# 山楂

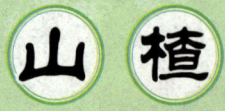

**别名**：山楂子、红果、山里红、赤瓜子

- ◆ **入药部位**：为蔷薇科植物山里红或山楂的干燥成熟果实。
- ◆ **药材性状**：为圆形片，皱缩不平。外皮红色，具皱纹，有灰白色小斑点。果肉深黄色至浅棕色。中部横切片具浅黄色果核，但核多脱落而中空。有的片上可见短而细的果梗或花萼残迹。
- ◆ **性味归经**：性微温，味酸、甘。归脾、胃、肝经。
- ◆ **功效主治**：消食健胃，行气散瘀，化浊降脂。用于治疗肉食积滞，瘀血阻滞之痛经、经闭，产后恶露不下，泻痢腹痛，高脂血症等。
- ◆ **使用禁忌**：脾胃虚弱而无积滞者、病后体虚者、孕妇胃酸分泌过多者忌服。

## 良方一

**处方**：山楂、白术、神曲各200克。
**用法**：研为末，蒸饼丸，捏成梧桐子大，服50丸，白汤下。
**主治**：一切食积。

## 良方二

**处方**：炒山楂、炒麦芽、炒神曲、炒莱菔子、陈皮各10克。
**用法**：水煎服，每日1次，每次1剂。
**主治**：伤食腹胀，消化不良。

## 良方三

**处方**：山楂30克，陈皮6克。
**用法**：水煎，每日1剂，分3次服。
**主治**：食滞不化，肉积，乳食不消。

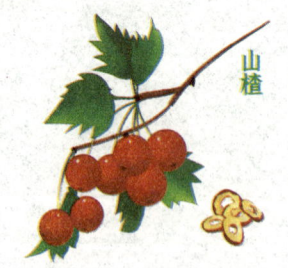

山楂

# 荔枝核

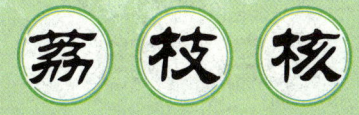

**别名** 荔仁、枝核、荔核、大荔核

- ◆ **入药部位：** 为无患子科植物荔枝的干燥成熟种子。
- ◆ **药材性状：** 呈长圆形或卵圆形，略扁。表面棕红色或紫棕色，平滑，有光泽，略有凹陷及细波纹，一端有类圆形黄棕色的种脐。质硬。子叶为棕黄色。
- ◆ **性味归经：** 性温，味甘、微苦。归肝、肾经。
- ◆ **功效主治：** 行气散结，祛寒止痛。用于治疗寒疝腹痛，睾丸肿痛等。
- ◆ **使用禁忌：** 阴虚火旺者、糖尿病患者、过敏体质者慎服。不宜过多食用。

## 良方一

**处方：** 橄榄核、荔枝核、山楂核各等分。

**用法：** 烧炭存性，研成细末。每次服10克，空腹小茴香煮汤送服。

**主治：** 寒邪凝滞引起的小肠㿗气、阴囊肿痛。

## 良方二

**处方：** 荔枝核49个、陈皮（连白）27克，硫黄12克。

**用法：** 上药研为末，盐水打面糊丸，绿豆大。痛时空腹酒服9丸，良久再服。不过3服立效。

**主治：** 疝气肿。

## 良方三

**处方：** 荔枝核、大茴香各等分，黄酒适量。

**用法：** 将荔枝核炒黑，大茴香炒焦，捣碎，研为末。每次服5克，以温酒送下。

**主治：** 小肠疝气所致阴囊肿胀、偏坠、疼痛。

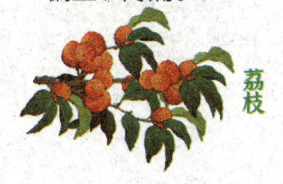

荔枝

# 乌药

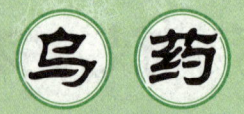

**别名** 铜钱柴、矮樟子

- **入药部位**：为樟科植物乌药的干燥块根。
- **药材性状**：多呈纺锤状，略弯曲，有的中部收缩成连珠状。表面黄棕色或黄褐色，有纵皱纹及稀疏的细根痕。质坚硬。切面为黄白色或淡黄棕色，射线放射状，可见年轮环纹，中心颜色较深。
- **性味归经**：性温，味辛。归肺、脾、肾、膀胱经。
- **功效主治**：行气止痛，温肾散寒。用于治疗行经腹痛，寒凝气滞，膀胱虚冷，疝气疼痛等。
- **使用禁忌**：气虚及内热证患者忌服。孕妇及体虚者慎服。

## 良方一

**处方**：乌药、香附各10克，木香5克。
**用法**：水煎服。
**主治**：气滞胃痛，胸腹胀痛。

## 良方二

**处方**：乌药、石榴皮各15克，香附3克。
**用法**：水煎服，每日1剂。
**主治**：气滞，消化不良。

## 良方三

**处方**：鲜乌药25克，鲜马鞭草30克。
**用法**：水煎服，每日1次，每次1剂。
**主治**：因寒凝气滞或瘀血阻滞引起的的妇女痛经。

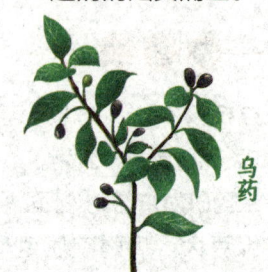

乌药

# 玫瑰花

**别名**：徘徊花、刺玫花、笔头花

- **入药部位**：为蔷薇科植物玫瑰的干燥花蕾。
- **药材性状**：略呈半球形或不规则团状。残留花梗上被细柔毛，花托半球形，与花萼基部合生；萼片卵状披针形，黄绿色或棕绿色，被有细柔毛；花瓣多皱缩，展平后宽卵形，呈覆瓦状排列，紫红色，有的黄棕色；雄蕊多数，黄褐色；花柱多数，柱头在花托口集成头状，略突出，短于雄蕊。体轻，质脆。
- **性味归经**：性温，味甘、微苦。归肝、脾经。
- **功效主治**：理气解郁，和血调经，止痛。用于治疗肝胃气痛，食少呕恶，月经不调，经前期乳房胀痛，跌打损伤等。
- **使用禁忌**：经期女性、便秘患者、痔疮患者忌服。

## 良方一

**处方**：玫瑰花300朵，冰糖500克。

**用法**：玫瑰花除去花蕊和蒂，水煎取汁，适当浓缩，加入冰糖收制成膏。每日2次，每次10克。

**主治**：肝郁吐血，月经不调。

## 良方二

**处方**：玫瑰花10克，蚕豆花15克。

**用法**：开水冲泡，当茶饮。

**主治**：肝郁气滞引起的神经性头痛。

## 良方三

**处方**：玫瑰花10克。

**用法**：阴干，冲汤代茶服。

**主治**：肝郁气滞引起的肝胃气痛。

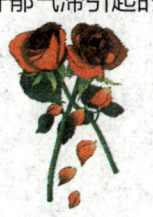

# 枳实

**别名** 酸橙、鹅眼枳实

- ◆ **入药部位：** 为芸香科植物酸橙及其栽培变种或甜橙的干燥幼果。
- ◆ **药材性状：** 呈半球形，少数为球形。外果皮黑绿色或棕褐色，具颗粒状突起和皱纹，有明显的花柱残迹或果梗痕。切面中果皮略隆起，呈黄白色或黄褐色，边缘有1~2列油室，瓤囊棕褐色。质坚硬。
- ◆ **性味归经：** 性微寒，味苦、辛、酸。归脾、胃经。
- ◆ **功效主治：** 破气消积，化痰散痞。用于治疗胃肠积滞，痞满胀痛，大便秘结，泻痢后重，痰滞气阻，脏器下垂等。
- ◆ **使用禁忌：** 脾胃虚弱者及孕妇慎服。虚而久病，不可误服。

### 良方一

**处方：** 枳实15克，黄芪20克。
**用法：** 水煎服，每日1剂。
**主治：** 气虚下陷引起的胃下垂，子宫脱垂。

### 良方二

**处方：** 枳实40克。
**用法：** 水煎2次，合并煎液，去渣，每日1剂，分3次服。
**主治：** 胃下垂。

### 良方三

**处方：** 枳实、薤白各10克，厚朴15克，桂枝5克，瓜蒌20克。
**用法：** 水煎服，每日1次，每次1剂。
**主治：** 气结在胸，胸满胁痛。

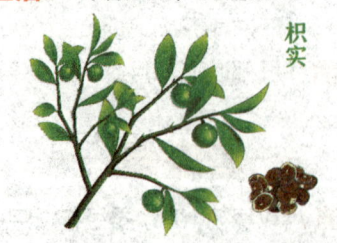

枳实

# 第六章

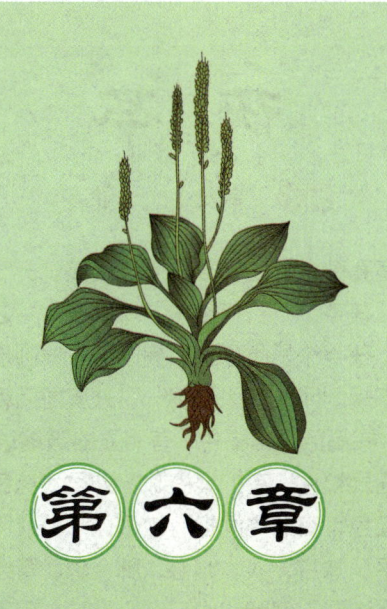

# 利水渗湿药

利水渗湿药指能够渗利水湿、通利小便的中草药，主要用于治疗水湿内停的各种病症，能够促进体内水液代谢、改善血液循环等，同时有降压、利胆等效果。

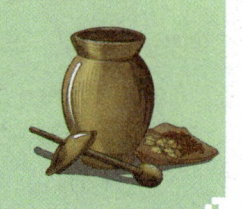

# 茯苓

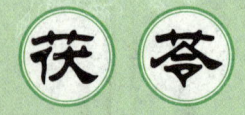

**别名** 白茯苓、云茯苓

- ◆ **入药部位：** 为多孔菌科真菌茯苓的干燥菌核。
- ◆ **药材性状：** 有"茯苓个""茯苓块""茯苓片"之分。茯苓个呈类球形、椭圆形、扁圆形或不规则团块，大小不一。外皮薄而粗糙，棕褐色至黑褐色，有明显的皱缩纹理。体重，质坚实，断面颗粒性，有的具裂隙，外层淡棕色，内部白色，少数淡红色，有的中间抱有松根。
- ◆ **性味归经：** 性平，味甘、淡。归心、肺、脾、肾经。
- ◆ **功效主治：** 利水渗湿，健脾和中，宁心安神。用于治疗水肿，脾虚食少，心神不安，小便不利，泄泻，失眠等。
- ◆ **使用禁忌：** 阴虚火旺者忌服。

### 良方一

**配方：** 茯苓50克，太子参25克，猪脊骨1000克。
**用法：** 加水调味煮汤，分次吃肉喝汤。
**主治：** 心脾两虚之心悸。

### 良方二

**配方：** 茯苓、牛蒡子各10克，荆芥穗6克。
**用法：** 水煎服，每日1次，每次1剂。
**主治：** 痰饮咳嗽。

### 良方三

**配方：** 茯苓60克，远志20克。
**用法：** 上药共研为末，每日1~2次，每次服2~3克。
**主治：** 失眠。

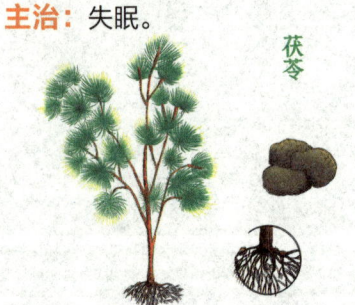

# 薏苡仁

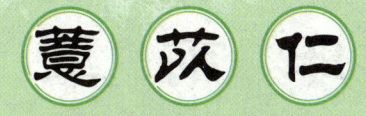

**别名** 药玉米、珠珠米

- ◆ **入药部位**：为禾本科植物薏米的干燥成熟种仁。
- ◆ **药材性状**：呈宽卵形或长椭圆形。表面乳白色，光滑，偶有残存的黄褐色种皮；一端钝圆，另端较宽而微凹，有淡棕色点状种脐；背面圆凸，腹面有1条较宽而深的纵沟。质坚实，断面白色，粉性。
- ◆ **性味归经**：性凉，味甘、淡。归脾、胃、肺经。
- ◆ **功效主治**：利水渗湿，健脾止泻，除痹，排脓，解毒散结。用于治疗水肿，脚气，小便不利，脾虚泄泻，赘疣，癌肿等。
- ◆ **使用禁忌**：孕妇慎用。

## 良方一

**配方**：薏苡仁24克，车前子9克，苦参12克，土茯苓18克，苍术、黄柏各6克，鸡冠花15克。
**用法**：水煎，每日1剂，分3次服。
**主治**：白带异常。

## 良方二

**配方**：薏苡仁25克，麻黄、桂枝各6克，苍术、生姜各10克，白芍15克，甘草3克。
**用法**：水煎服，每日1次，每次1剂。
**主治**：肢体关节疼痛、肿胀。

## 良方三

**配方**：薏苡根50克，鸡肝1具。
**用法**：加米泔水煮，吃肝喝汤。
**主治**：因维生素A缺乏引起的夜盲症。

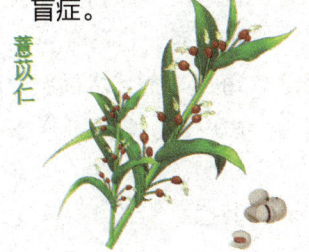

# 车前草

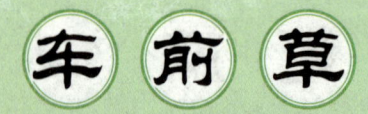

**别名** 牛甜菜、车轮菜、鸭脚板

- **入药部位**：为车前科植物车前或平车前的干燥全草。
- **药材性状**：车前根丛生，须状；叶基生，具长柄；叶片皱缩，展平后呈卵状椭圆形或宽卵形；表面灰绿色或污绿色，具明显弧形脉；先端钝或短尖，基部宽楔形，全缘或有不规则波状浅齿；穗状花序数条，花茎长；蒴果盖裂，萼宿存。平车前主根直而长，叶片较狭，长椭圆形或椭圆状披针形。
- **性味归经**：性寒，味甘。归肝、肾、肺、小肠经。
- **功效主治**：清热，利尿，通淋，祛痰，凉血，解毒。用于治疗热淋涩痛，痰热咳嗽，吐血衄血，水肿尿少，白浊等。
- **使用禁忌**：脾胃虚弱者忌服。

## 良方一

**配方**：车前草30克,绿豆100克。
**用法**：水煎服，分2次服。
**主治**：暑湿腹泻。

## 良方二

**配方**：茵陈15克，丹参15克，车前6克，甘草3克。
**用法**：每日1剂，水煎服，取汁80~100毫升，分3~5次口服。
**主治**：黄疸。

## 良方三

**配方**：车前草（微炒）30克。
**用法**：上药研为细末,清米汤调服。
**主治**：湿热泄泻。

## 良方四

**配方**：车前草、白茅根、野菊花、白花蛇舌草、一点红各30克。
**用法**：水煎服，每日1剂。
**主治**：水肿。

第六章 利水渗湿药

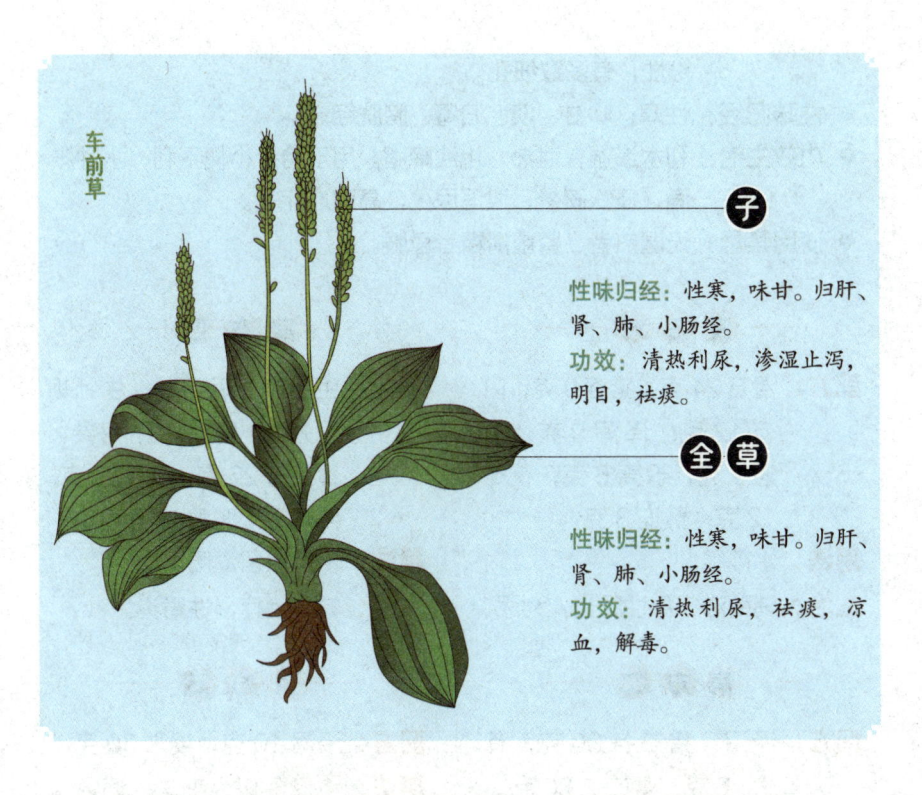

车前草

**子**

性味归经：性寒，味甘。归肝、肾、肺、小肠经。
功效：清热利尿，渗湿止泻，明目，祛痰。

**全草**

性味归经：性寒，味甘。归肝、肾、肺、小肠经。
功效：清热利尿，祛痰，凉血，解毒。

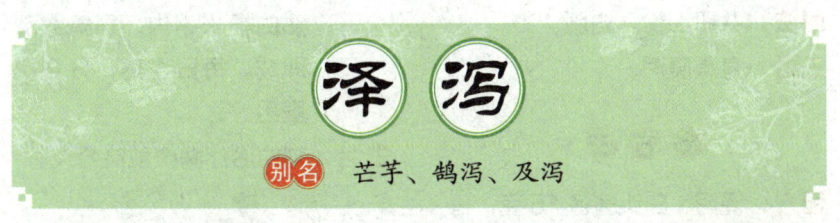

## 泽 泻

**别名** 芒芋、鹄泻、及泻

- ◆ **入药部位**：为泽泻科植物东方泽泻或泽泻的干燥块茎。
- ◆ **药材性状**：呈类球形、椭圆形或卵圆形。表面淡黄色至淡黄棕色，有不规则的横向环状浅沟纹和多数细小突起的须根痕，底部有的有瘤状芽痕。质坚实，断面黄白色，

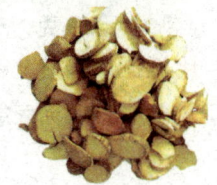

粉性，有多数细孔。
- **性味归经**：性寒，味甘、淡。归肾、膀胱经。
- **功效主治**：利水渗湿，泄热，化浊降脂。用于治疗小便不利，水肿胀满，痰饮眩晕，泄泻尿少，高脂血症等。
- **使用禁忌**：无湿热者、肾虚滑精者忌服。

### 良方一

**配方**：滑石24克，猪苓9克，白芍12克，泽泻9克，木通9克，枳壳6克，茯苓12克，黄连3克。
**用法**：水煎服。
**主治**：辅助治疗急性肠炎，利尿。

### 良方二

**配方**：泽泻、猪苓各30克，苍术25克，薏苡仁20克。
**用法**：共研细粉，内服。
**主治**：身重腹泻。

### 良方三

**配方**：泽泻、白头翁各15克，猪苓9克，车前子6克。
**用法**：水煎服，每日1剂。
**主治**：辅助治疗急性肠炎。

### 良方四

**配方**：生大黄（后下）、生牡蛎（先煎）各50克，丹参、黄芪各25克，泽泻30克，熟附子（先煎）10克。
**用法**：水煎保留灌肠。
**主治**：辅助治疗慢性肾炎。

### 良方五

**配方**：泽泻10克，粳米60克。
**用法**：将泽泻研为细末，调入煮熟的粳米粥内，再煮数沸即成。每日1剂，分2次服用。
**主治**：辅助治疗脾虚型盆腔炎。

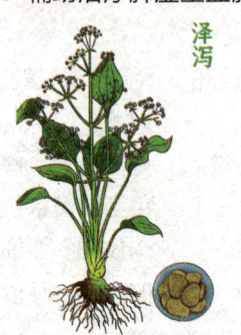

泽泻

# 萹蓄

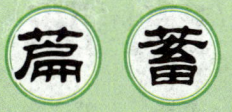

**别名** 萹竹、道生草、竹节草

- ◆ **入药部位**：为蓼科植物萹蓄的干燥地上部分。
- ◆ **药材性状**：茎呈圆柱形而略扁，有分枝。表面灰绿色或棕红色，有细密微突起的纵纹；节部稍膨大，有浅棕色膜质的托叶鞘；质硬，易折断，断面髓部白色。叶互生，近无柄或具短柄，叶片多脱落或皱缩、破碎，完整者展平后呈披针形，全缘，两面均呈棕绿色或灰绿色。
- ◆ **性味归经**：性微寒，味苦。归膀胱经。
- ◆ **功效主治**：利水通淋，杀虫止痒。用于治疗热淋尿痛，小便不通，泻痢，虫积腹痛，皮肤湿疹，疥癣，阴痒带下等。
- ◆ **使用禁忌**：阴虚及脾胃虚脱者忌服。

## 良方一

**配方**：鲜萹蓄60克，地锦草30克。
**用法**：水煎服，每日1剂。
**主治**：辅助治疗细菌性痢疾。

## 良方二

**配方**：萹蓄15克，石韦10克，金银花6克。
**用法**：水煎服，每日1剂。
**主治**：小便短赤。

## 良方三

**配方**：萹蓄、地肤子、苦参、黄柏各10克。
**用法**：水煎，用煎液熏洗患处。
**主治**：阴痒，湿疹。

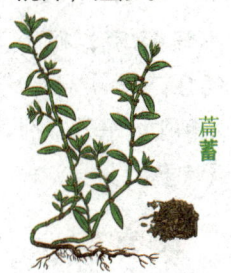

# 茵 陈

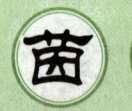

**别名** 茵陈蒿、绒蒿、白蒿

- ◆ **入药部位**：为菊科植物滨蒿或茵陈蒿的干燥地上部分。春季采收的习称"绵茵陈",秋季采割的习称"花茵陈"。
- ◆ **药材性状**：绵茵陈多卷曲成团状,灰白色或灰绿色,全体密被白色茸毛,绵软如绒;茎细小,除去表面白色茸毛后可见明显纵纹;质脆,易折断。叶具柄,展平后叶片呈一至三回羽状分裂;小裂片卵形或稍呈倒披针形、条形,先端锐尖。花茵陈呈圆柱形,多分枝,表面淡紫色或紫色,有纵条纹,被短柔毛;体轻,质脆,断面类白色。叶密集;茎生叶一至二回羽状全裂,基部抱茎,裂片细丝状。头状花序卵形,多数集成圆锥状,有短梗;总苞片呈卵形。
- ◆ **性味归经**：性微寒,味苦、辛。归脾、胃、肝、胆经。
- ◆ **功效主治**：清湿热,退黄疸。用于治疗黄疸,风疹瘙痒,皮肤肿痒,小便黄涩,湿温,暑湿等。
- ◆ **使用禁忌**：气血亏虚、蓄血发黄者忌服。

### 良方一

**配方**：茵陈18克,栀子、大黄各9克。
**用法**：水煎服,每日1剂。
**主治**：湿热黄疸。

### 良方二

**配方**：茵陈、车前草各30克,栀子根15克,木贼、地耳草各5克。
**用法**：水煎服,每日1剂。
**主治**：湿热内蕴型慢性肝炎。

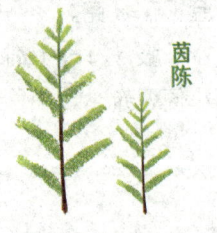

茵陈

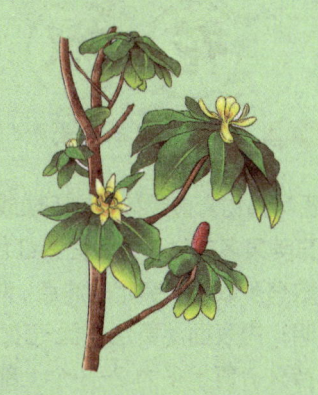

# 第七章

# 祛寒化湿药

祛寒化湿药指有温里祛寒、化湿醒脾等作用的中草药，用于治疗里寒证及内湿证，从而起到祛寒回阳、温肺化饮、温中散寒、暖肝止痛、温燥化湿、辛散利气等作用。

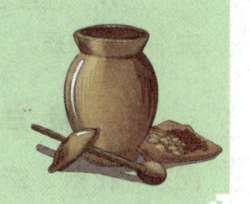

# 花椒

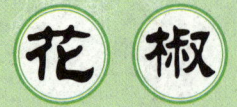

**别名** 巴椒、川椒、南椒、蜀椒

- **入药部位**：为芸香科植物青椒或花椒的干燥成熟果皮。
- **药材性状**：花椒蓇葖果多单生。外表面紫红色或棕红色，散有多数疣状突起的油点，对光观察半透明；内表面淡黄色。香气浓，味麻辣而持久。青椒多为2~3个上部离生的小蓇葖果集生于小果梗上，蓇葖果球形，沿腹缝线开裂。外表面灰绿色或暗绿色，散有多数油点和细密的网状隆起皱纹；内表面类白色，光滑。内果皮常由基部与外果皮分离。残存种子呈卵形，表面黑色，有光泽。
- **性味归经**：性温，味辛。归脾、胃、肾经。
- **功效主治**：温中止痛，杀虫止痒。用于治疗脾胃虚寒，呕吐泄泻，蛔虫腹痛，蛔厥，湿疹瘙痒等。
- **使用禁忌**：阴虚火旺者忌服。

## 良方一

**配方**：花椒50克。
**用法**：加水1 000毫升，煮沸50分钟，去渣。取滤液25毫升作保留灌肠，每日1次，连续3次。
**主治**：蛲虫病。

## 良方二

**配方**：花椒、蛇床子各30克，吴茱萸、藜芦各15克，明矾20克。
**用法**：水煎熏洗、坐浴。
**主治**：妇女阴痒。

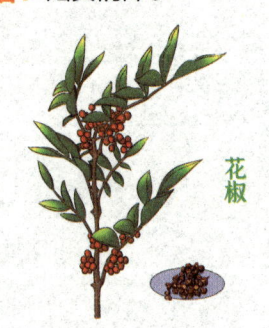

花椒

# 厚朴

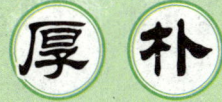

**别名** 重皮、温朴、油朴、赤朴

- ◆ **入药部位**：为木兰科植物厚朴或凹叶厚朴的干燥干皮、根皮及枝皮。
- ◆ **药材性状**：干皮呈卷筒状或双卷筒状，习称"筒朴"；近根部的干皮一端展开如喇叭口，习称"靴筒朴"；外表面灰棕色或灰褐色，粗糙，有时呈鳞片状，较易剥落，有明显椭圆形皮孔和纵皱纹，刮去粗皮者显黄棕色；内表面紫棕色或深紫褐色，较平滑，具细密纵纹，划之显油痕；质坚硬，不易折断，断面颗粒性，外层灰棕色，内层紫褐色或棕色，有油性，有的可见多数小亮星。根皮（根朴）呈单筒状或不规则块片；有的弯曲似鸡肠，习称"鸡肠朴"；质硬，较易折断，断面纤维性。枝皮（枝朴）呈单筒状；质脆，易折断，断面纤维性。
- ◆ **性味归经**：性温，味苦、辛。归脾、胃、肺、大肠经。
- ◆ **功效主治**：燥湿消痰，下气除满。用于治疗湿滞伤中，脘痞吐泻，消化不良，腹胀便秘，痰饮喘咳等。
- ◆ **使用禁忌**：气虚津亏者、孕妇忌服。

### 良方一
**配方**：厚朴、藿香、佩兰各10克，泽泻、茯苓各15克，黄连、白扁豆各6克，木香3克。
**用法**：水煎服，每日1剂，分2次服完。
**主治**：湿滞脾胃型胃炎。

### 良方二
**配方**：厚朴、紫苏各10克，苍术、陈皮各6克，甘草3克。
**用法**：水煎服，每日1剂。
**主治**：寒湿内阻引起的腹痛。

### 良方三
**配方**：厚朴、苦杏仁、桂枝、芍药、生姜各9克，甘草6克，大枣4枚。
**用法：** 水煎服，每日1剂。
**主治：** 风寒咳喘，寒热头痛。

#### 良方四

**配方：** 厚朴、苍术、茯苓、白术、芍药各12克，陈皮9克，桂枝3克，甘草6克。
**用法：** 水煎服，每日1剂。
**主治：** 湿阻中焦和脾胃虚弱引起的腹胀、腹痛。

#### 良方五

**配方：** 厚朴、柴胡、半夏、黄芩、党参、陈皮各9克，甘草6克，干姜3克，大枣5枚，苍术15克，大黄3克，桂枝10克。
**用法：** 水煎服。
**主治：** 辅助治疗胃炎。

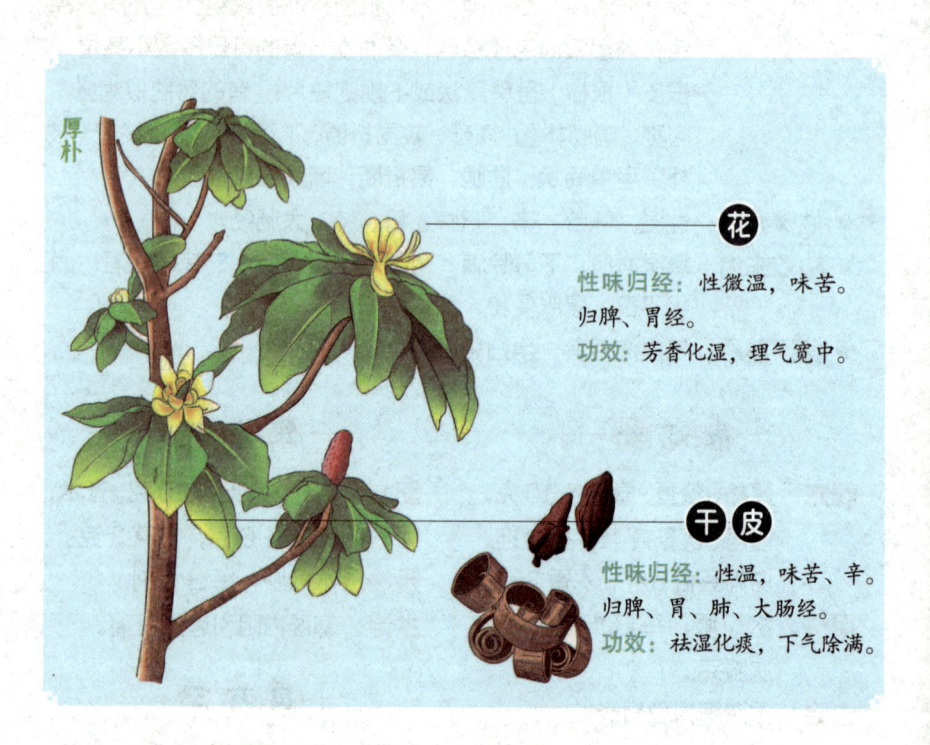

厚朴

**花**
性味归经：性微温，味苦。归脾、胃经。
功效：芳香化湿，理气宽中。

**干皮**
性味归经：性温，味苦、辛。归脾、胃、肺、大肠经。
功效：祛湿化痰，下气除满。

# 广藿香

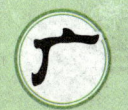

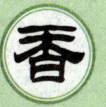

**别名** 排香草、海藿香

- ◆ **入药部位**：为唇形科植物广藿香的干燥地上部分。
- ◆ **药材性状**：茎略呈方柱形，多分枝，枝条稍曲折；表面被柔毛；质脆，易折断，断面中部有髓；老茎类圆柱形，被灰褐色栓皮。叶对生，皱缩成团，展平后叶片呈卵形或椭圆形；两面均被灰白色绒毛；先端短尖或钝圆，基部楔形或钝圆，边缘具大小不规则的钝齿；叶柄细，被柔毛。
- ◆ **性味归经**：性微温，味辛。归脾、胃、肺经。
- ◆ **功效主治**：芳香化湿，和中止呕，祛暑解表。用于治疗湿阻脾胃，脘腹胀满，暑湿表证，发热倦怠，腹痛吐泻，鼻渊头痛等。
- ◆ **使用禁忌**：阴虚者忌服。

## 良方一

**配方**：广藿香、香附、甘草各6克。
**用法**：研末，每服6克，加盐少许，沸汤调服。
**主治**：妊娠呕吐、胎动不安。

## 良方二

**配方**：广藿香适量。
**用法**：煎汤，时时含漱。
**主治**：湿热或脾胃不和引起的口臭。

## 良方三

**配方**：广藿香、高良姜各15克。
**用法**：水煎服，分4次服用。
**主治**：寒湿疟疾。

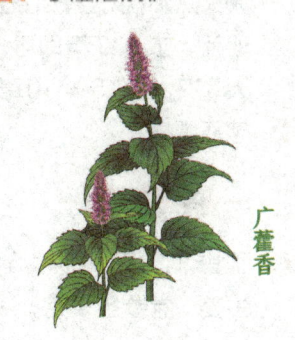

广藿香

# 丁香

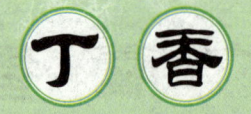

**别名**：雄丁香、丁子香、公丁香、支解香

- **入药部位**：为桃金娘科植物丁香的干燥花蕾。
- **药材性状**：略呈研棒状。花冠圆球形，花瓣覆瓦状抱合，呈棕褐色或褐黄色，花瓣内为雄蕊和花柱，搓碎后可见众多黄色细粒状的花药。萼筒圆柱状，略扁，有的稍弯曲，呈红棕色或棕褐色，上部有4枚三角状的萼片，十字状分开。质坚实，富油性。
- **性味归经**：性温，味辛。归脾、胃、肺、肾经。
- **功效主治**：温中降逆，补肾助阳。用于治疗脾胃虚寒，呕吐呃逆，肾阳不足之阳痿，食少吐泻，宫冷等。
- **使用禁忌**：不可与郁金同用。

### 良方一

**配方**：丁香、肉桂各2克，红糖少许。

**用法**：丁香、肉桂用温水浸透，大火煮沸，小火煮20分钟，取汁，放入红糖即可。每天3次，每次5～10毫升。

**主治**：感寒腹痛。

### 良方二

**配方**：丁香1.5克，柿蒂5枚，生姜、党参各9克。

**用法**：水煎服，每日1剂。

**主治**：脾胃虚寒，呕吐呃逆。

### 良方三

**配方**：丁香3克，砂仁5克，白术9克。

**用法**：研为末，每日3次，每次2克。

**主治**：脾胃虚寒，吐泻食少。

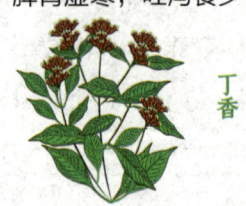

丁香

# 豆蔻

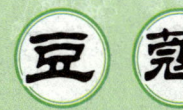

**别名**：多骨、壳蔻、百叩、叩仁

- ◆ **入药部位**：为姜科植物白豆蔻或爪哇白豆蔻的干燥成熟果实。按产地不同分为"原豆蔻"和"印尼白蔻"。
- ◆ **药材性状**：原豆蔻呈类球形。表面黄白色至淡黄棕色，有3条较深的纵向槽纹，顶端有突起的柱基，基部有凹下的果柄痕，两端均具浅棕色绒毛。果皮体轻，质脆，易纵向裂开，内分3室，每室含种子约10粒；种子呈不规则多面体，背面略隆起，表面暗棕色，有皱纹，并被有残留的假种皮。印尼白蔻个略小。表面黄白色，有的微显紫棕色。果皮较薄，种子瘦瘪。
- ◆ **性味归经**：性温，味辛。归肺、脾、胃经。
- ◆ **功效主治**：化湿行气，温中止呕，开胃消食。用于治疗气滞，食滞，胸闷，吐逆，食积不消等。
- ◆ **使用禁忌**：气血亏虚、无寒湿者忌服。

## 良方一

**配方**：豆蔻、丁梨各9克。
**用法**：上药共研为细末，每日3次，每次3克。
**主治**：辅助治疗胃炎。

## 良方二

**配方**：豆蔻、檀香、木香、藿香各9克，丁香、砂仁各6克，甘草3克。
**用法**：上药共研为末，每服6克，沸汤调服。
**主治**：气滞、寒湿阻滞型胃痛。

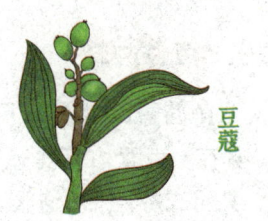

# 八角茴香

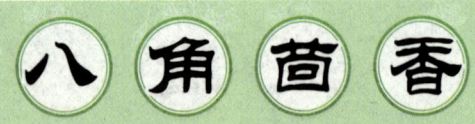

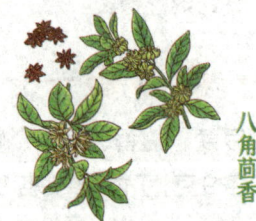

**别名**：大茴香、八角、大料、八角珠

- **入药部位**：为木兰科植物八角茴香的干燥成熟果实。
- **药材性状**：为聚合果，多由8个蓇葖果组成，放射状排列于中轴上。外表面红棕色，有不规则皱纹，顶端呈鸟喙状，上侧多开裂；内表面淡棕色，平滑，有光泽；质硬而脆。果梗连于果实基部中央，弯曲，常脱落。每个蓇葖果含种子1粒，扁卵圆形，呈红棕色或黄棕色，光亮，尖端有种脐；胚乳白色，富油性。
- **性味归经**：性温，味辛。归肝、肾、脾、胃经。
- **功效主治**：温阳散寒，理气止痛。用于治疗中寒呕逆，寒疝腹痛，肾虚腰痛等。
- **使用禁忌**：阴虚火旺者禁服。

---

### 良方一

**配方**：核桃1个，八角茴香1个。
**用法**：核桃取仁和八角茴香一起于饭前嚼烂吞下，每日3次。
**主治**：乳腺小叶增生。

### 良方二

**配方**：八角茴香、木香、丁香各6克，豆蔻10克。
**用法**：共研成粉，开水送服。
**主治**：胃寒痛。

### 良方三

**配方**：八角茴香、小茴香各100克，乳香少许。
**用法**：水煎服。
**主治**：小肠气坠。

八角茴香

# 第七章 祛寒化湿药

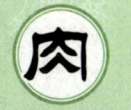

## 肉桂

**别名** 安桂、菌桂

- ◆ **入药部位**：为樟科植物肉桂的干燥树皮。
- ◆ **药材性状**：呈槽状或卷筒状。外表面灰棕色，稍粗糙，有不规则的细皱纹和横向突起的皮孔，有的可见灰白色的斑纹；内表面红棕色，略平坦，有细纵纹，划之显油痕。质硬而脆，易折断，断面不平坦，外层棕色而较粗糙，内层红棕色而油润，两层间有1条黄棕色的线纹。
- ◆ **性味归经**：性大热，味辛、甘。归肾、脾、心、肝经。
- ◆ **功效主治**：补火助阳，引火归元，散寒止痛，温经通脉。用于治疗阳痿宫冷，腰膝冷痛，肾虚作喘，虚阳上浮，眩晕目赤等。
- ◆ **使用禁忌**：有出血倾向者和孕妇慎用。不宜与赤石脂同用。

### 良方一

**配方**：肉桂2克，木香（后下）6克，乌药、白术各9克，良姜、香附、砂仁（后下）各5克，党参12克。

**用法**：水煎服，每日1次，每次1剂。

**主治**：虚寒型胃脘痛。

### 良方二

**配方**：土鳖虫3只，肉桂2~3克。

**用法**：土鳖虫焙黄以酥为度，研末。肉桂研末。2味药混合为1次量，用白开水（黄酒更佳）送服，每晚1次，连服7~15日。

**主治**：腰肌疼痛。

### 良方三

**配方**：肉桂、当归、五加皮、何首乌、防风、独活、豨莶草各15克，鹿茸10克，防己19克。

**用法**：3碗水煎至1碗，温服。

**主治**：风湿性关节炎。

### 良方四

**配方：** 白胡椒、制附片、肉桂、党参各20克。
**用法：** 共研细末，加红糖60克，和匀分成30包，每日早晚空腹服1包，开水送下，服前先饮少量黄酒或1小杯白酒。15天为1个疗程。
**主治：** 子宫脱垂。

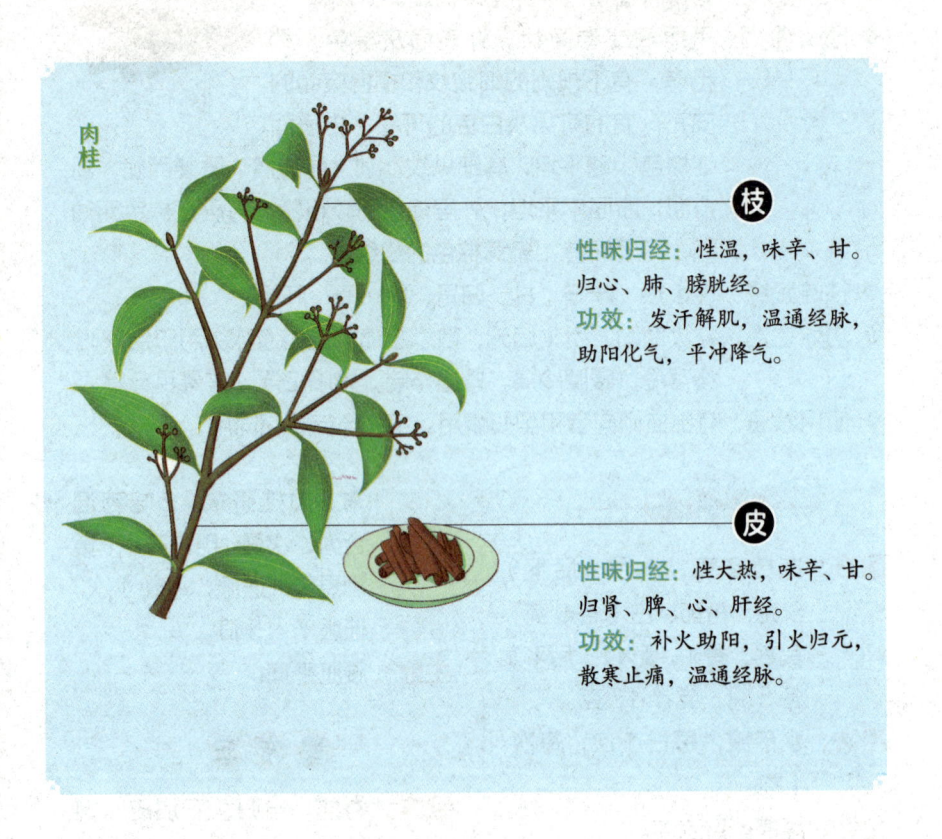

肉桂

**枝**
性味归经：性温，味辛、甘。归心、肺、膀胱经。
功效：发汗解肌，温通经脉，助阳化气，平冲降气。

**皮**
性味归经：性大热，味辛、甘。归肾、脾、心、肝经。
功效：补火助阳，引火归元，散寒止痛，温通经脉。

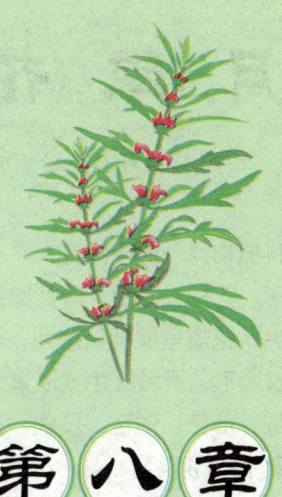

# 第八章

# 活血祛瘀药

活血祛瘀药指有促进血行、通利血脉、消散瘀血等作用的中草药，主要用于治疗瘀血病症，多为苦、辛、温之品，能改善血液循环、抗血栓、镇痛、抗炎等。

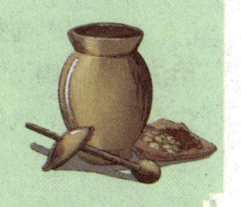

# 月季花

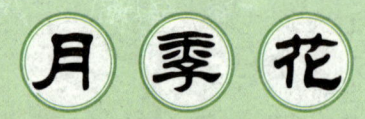

**别名** 四季花、月月红、月贵花

- **入药部位**：为蔷薇科植物月季的干燥花。
- **药材性状**：呈类球形。花托长圆形，萼片暗绿色，先端尾尖；花瓣呈覆瓦状排列，有的散落，长圆形，呈紫红色或淡紫红色；雄蕊多数，黄色。体轻，质脆。
- **性味归经**：性温，味甘。归肝经。
- **功效主治**：活血调经，疏肝解郁。用于治疗气滞血瘀，经闭，痛经，月经不调等。
- **使用禁忌**：用量不宜过大。孕妇慎用。

### 良方一

**配方**：鲜月季花20克。
**用法**：沸水冲泡，分次服之。每日1剂，连服5日。
**主治**：月经不调。

### 良方二

**配方**：大黄、降香各10克，追风伞、香椿子、月季花、大蒜、瘦猪肉各50克。
**用法**：炖肉喝汤。
**主治**：心悸、气短。

### 良方三

**配方**：月季花50克。
**用法**：烘干，研细末，每服3克，适量热米酒冲服。
**主治**：跌打损伤，筋骨疼痛。

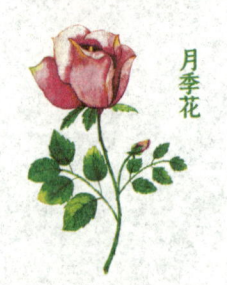

月季花

# 益母草

**别名**：苦低草、野天麻、夏枯草

- **入药部位**：为唇形科植物益母草的新鲜或干燥地上部分。
- **药材性状**：鲜益母草幼苗期无茎，基生叶圆心形，每裂片有钝齿。花前期茎呈方柱形，上部多分枝，四面凹下成纵沟；表面青绿色；质鲜嫩，断面中部有髓。叶交互对生，有柄；叶片青绿色，质鲜嫩，揉之有汁；下部茎生叶掌状，上部叶羽状深裂或浅裂成3片，裂片全缘或具少数锯齿。干益母草茎表面灰绿色或黄绿色；体轻，质韧，断面中部有髓。叶片灰绿色，多皱缩、破碎、易脱落。轮伞花序腋生，小花淡紫色，花萼筒状，花冠二唇形。
- **性味归经**：性微寒，味辛、苦。归肝、心包、膀胱经。
- **功效主治**：活血调经，利尿消肿，清热解毒。用于治疗血滞经闭，痛经，月经不调，恶露不尽，跌打损伤，水肿，小便不利，痈肿疮疡等。
- **使用禁忌**：孕妇慎用。

### 良方一

**配方**：益母草15～20克。
**用法**：取上药，水煎服。每天1剂，连服1周。
**主治**：月经不调。

### 良方二

**配方**：益母草15克，延胡索8克。
**用法**：水煎服。
**主治**：气滞血瘀型痛经。

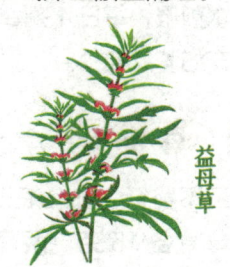

益母草

# 王不留行

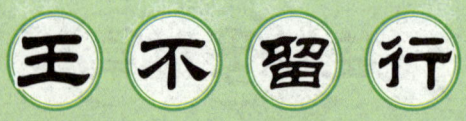

**别名**：王不留、奶米、麦蓝子、王牡牛、大麦牛

- **入药部位**：为石竹科植物麦蓝菜的干燥成熟种子。
- **药材性状**：呈球形。表面黑色，少数红棕色，略有光泽，有细密颗粒状突起，一侧有凹陷的纵沟。质硬。胚乳白色，胚弯曲成环。
- **性味归经**：性平，味苦。归肝、胃经。
- **功效主治**：活血通经，下乳消痈，利水通淋。用于治疗血瘀经闭，痛经，乳汁不通，乳痈初起，淋证涩痛等。
- **使用禁忌**：孕妇慎用。

## 良方一

**配方**：王不留行25克，蒲公英50克。
**用法**：水煎服，每日1剂。
**主治**：急性乳腺炎早期。

## 良方二

**配方**：王不留行5克，千斤拔30克。
**用法**：水煎服，每日1剂。
**主治**：产妇乳汁稀少。

## 良方三

**配方**：王不留行、桃金娘根、益母草各15克，两面针根6克。
**用法**：水煎服，每日1剂。
**主治**：跌打瘀积。

## 良方四

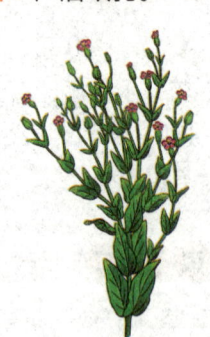

**配方**：王不留行4.5~9.0克。
**用法**：煎汤内服。
**主治**：产后缺乳。

# 泽 兰

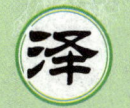

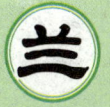

**别名** 甘露子、地瓜儿苗、方梗泽兰

- ◆ **入药部位**：为唇形科植物毛叶地瓜儿苗的干燥地上部分。
- ◆ **药材性状**：茎呈方柱形，四面均有浅纵沟；表面黄绿色或带紫色，节处紫色明显，有白色茸毛；质脆，断面黄白色，髓部中空。叶对生，有短柄或近无柄；叶片多皱缩，展平后呈披针形或长圆形；上表面黑绿色或暗绿色，下表面灰绿色，密具腺点，两面均有短毛；先端尖，基部渐狭，边缘有锯齿。轮伞花序腋生，花冠多脱落，苞片和花萼宿存，小包片披针形，有缘毛，花萼钟形。
- ◆ **性味归经**：性微温，味苦、辛。归肝、脾经。
- ◆ **功效主治**：活血调经，行水消肿，祛瘀消痈。用于治疗月经不调，经闭，痛经，产后瘀血腹痛，跌打损伤，身面水肿，痈肿疮疡等。
- ◆ **使用禁忌**：无瘀滞者忌服。

## 良方一

**配方**：泽兰、防己各等分。
**用法**：研末，醋汤送服。
**主治**：产后水肿，血虚浮肿。

## 良方二

**配方**：泽兰 10 克，丹参 12 克，香附 9 克。
**用法**：水煎服，每日 1 剂。
**主治**：气滞血瘀型痛经。

## 良方三

**配方**：泽兰 30 克。
**用法**：水煎，外用熏洗 1~2 次。
**主治**：小儿脱肛。

泽兰

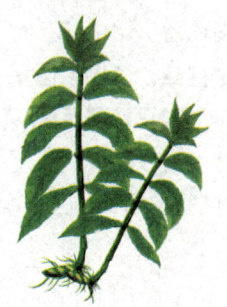

# 乳香

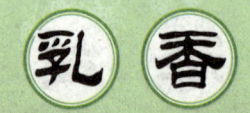

**别名** 滴乳香、马思答吉

- **入药部位**：为橄榄科植物乳香树及同属植物树皮渗出的树脂。
- **药材性状**：呈长卵形滴乳状、类圆形颗粒或黏合成大小不等的不规则块状物。表面黄白色，半透明，被有黄白色粉末，久存则颜色加深。质脆，遇热软化。破碎面有玻璃样或蜡样光泽。
- **性味归经**：性温，味辛、苦。归心、肝、脾经。
- **功效主治**：活血止痛，消肿生肌。用于治疗气血凝滞，心腹疼痛，跌打损伤，风湿痹痛，痈肿疮疡，痛经等。
- **使用禁忌**：脾胃虚弱者及孕妇慎用。

### 良方一

**配方**：乳香、没药、雄黄、轻粉、冰片各等分。
**用法**：研末外敷。
**主治**：痈疽肿毒，疮疡溃烂。

### 良方二

**配方**：制乳香、川牛膝、制没药、生甘草、全蝎、僵蚕各18克，制马钱子150克，麻黄、苍术各15克。
**用法**：共研为末，每日1次，每次1克。
**主治**：风寒湿痹之全身关节拘急疼痛。

### 良方三

**配方**：牛蹄甲1个，乳香、没药各3克，黄米粉适量。
**用法**：乳香、没药研为末，入牛蹄甲内烧灰，以黄米粉糊和成膏，敷之。
**主治**：软组织损伤/外伤皮肤瘀肿疼痛。

第八章 活血祛瘀药

### 良方四

**配方：** 乳香、没药、赤芍、白芷、栀子、黄柏、桃仁、川芎各30克。

**用法：** 将上药研为细末，过筛为散剂，以白酒或75%酒精将药粉调为糊状，和匀即成，敷于患处。每日一次，每次20~40克。有破溃者敷于病灶周围，在红肿区敷之最宜。

**主治：** 扭伤，瘀血肿痛。

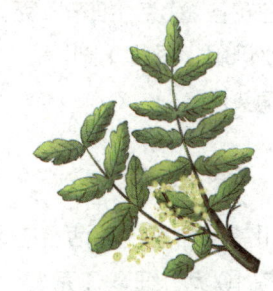

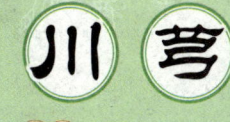

乳香树

# 川芎

**别名** 抚芎、西芎

- ◆ **入药部位：** 为伞形科植物川芎的干燥根茎。
- ◆ **药材性状：** 为不规则结节状拳形团块。表面灰褐色或褐色，粗糙皱缩，有多数平行隆起的轮节，顶端有凹陷的类圆形茎痕，下侧及轮节上有多数小瘤状根痕。质坚实，不易折断，断面黄白色或灰黄色，散有黄棕色的油室，形成层环呈波状。
- ◆ **性味归经：** 性温，味辛。归肝、胆、心包经。
- ◆ **功效主治：** 活血行气，祛风止痛。用于治疗胸痹心痛，跌扑肿痛，月经不调，胁痛腹痛，寒痹筋挛，经闭痛经等。
- ◆ **使用禁忌：** 气血亏虚者、阴虚火旺者忌服。

### 良方一

**配方：** 川芎、蔓荆子、荆芥穗、白芷各 10 克，细辛 3 克。
**用法：** 水煎服，每日 1 剂。
**主治：** 偏头痛。

### 良方二

**配方：** 川芎、白芷、羌活、防风各 10 克，细辛 3 克。
**用法：** 水煎服，每日 1 剂。
**主治：** 风寒感冒头痛。

### 良方三

**配方：** 川芎、白芍、熟地黄、当归各 10 克。
**用法：** 水煎服，每日 1 剂。
**主治：** 血虚型月经不调。

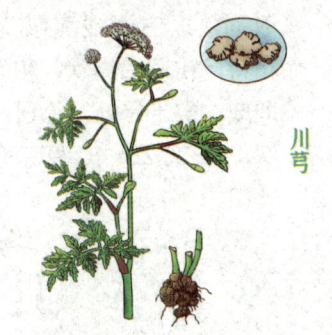

川芎

# 第九章

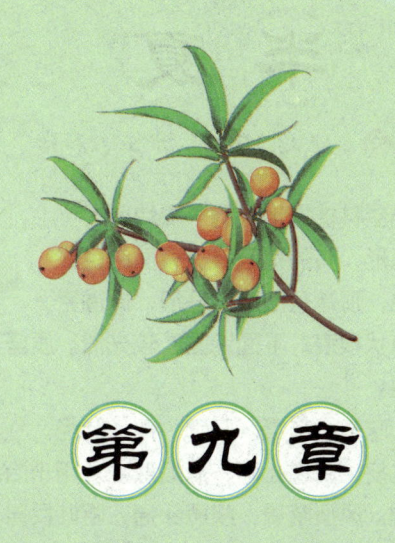

# 止咳化痰平喘药

止咳平喘药指以制止和减轻咳嗽和喘息为主要作用的中草药。化痰药指能祛痰或消痰的中草药。因病证上痰、咳、喘三者相互兼杂，故将化痰药与止咳平喘药合并一章介绍。

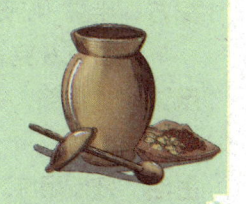

# 半夏

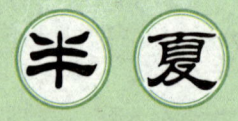

**别名** 地文、守田、水玉、和姑

- **入药部位**：为天南星科植物半夏的干燥块茎。
- **药材性状**：呈类球形，有的稍偏斜。表面白色或浅黄色，顶端有凹陷的茎痕，周围密布麻点状根痕；下面钝圆，较光滑。质坚实，断面洁白，富粉性。
- **性味归经**：性温，味辛。有毒。归脾、胃、肺经。
- **功效主治**：燥湿化痰，降逆止呕，消痞散结。用于治疗痰多咳喘，痰饮眩悸，风痰眩晕，痰厥头痛，呕吐反胃，胸脘痞闷，梅核气等。
- **使用禁忌**：不宜与川乌、制川乌、草乌、制草乌、附子同用；生品内服宜慎。孕妇慎服。

## 良方一

**配方**：半夏10克，生姜2片。
**用法**：水煎服，每日1次，每次1剂。
**主治**：伤风咳嗽，胃寒呕吐。

## 良方二

**配方**：半夏、陈皮、茯苓各10克，甘草6克。
**用法**：水煎服，每日1次，每次1剂。
**主治**：痰湿阻肺。

## 良方三

**配方**：半夏15克，秫米50克。
**用法**：煮秫米、半夏为粥样，吃时去渣，只吃其汁1小杯。1日3次，连服3日，见效为止。
**主治**：因痰滞胃导致的失眠。

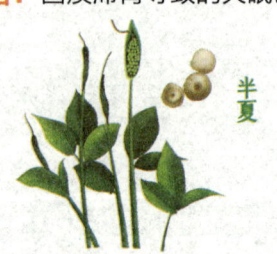

半夏

# 大皂角

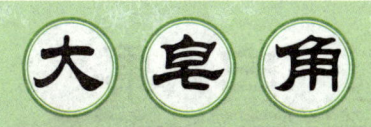

**别名** 皂角、鸡栖子、悬刀

- ◆ **入药部位**：为豆科植物皂荚的干燥成熟果实。
- ◆ **药材性状**：呈扁长剑鞘状，有的略弯曲。表面棕褐色或紫褐色，被灰色粉霜，擦去后有光泽，种子所在处隆起。基部渐窄而弯曲。质硬，易折断，断面黄色，纤维性。种子多数，扁椭圆形，黄棕色至棕褐色，光滑。
- ◆ **性味归经**：性温，味辛、咸。有小毒。归肺、大肠经。
- ◆ **功效主治**：祛痰，通窍开闭，散结消肿。用于治疗咳喘胸闷，中风口噤，昏迷不醒，大便燥结，癫痫，喉痹痰阻等。
- ◆ **使用禁忌**：孕妇及咯血、吐血者忌服。

### 良方一

**配方**：大皂角 30 克。
**用法**：烘干研末，加蜂蜜搓成小条，塞入肛门，片刻可通。
**主治**：大便不通。

### 良方二

**配方**：皂角子、醋各适量。
**用法**：将皂角子研为细末，分 2 份，用棉花裹药末如弹子大，用醋煮热，交替熨患处，每日熨 3~5 次。
**主治**：风火牙痛。

### 良方三

**配方**：皂荚籽 200 粒，陈醋 500 毫升，红糖 6 克。
**用法**：皂荚籽同陈醋、红糖放入砂锅内浸 1 周，上火熬干，皂荚籽微黄时研为细粉，分 20 包。每日 1 次，每次 1 包。
**主治**：辅助治疗淋巴结结核。

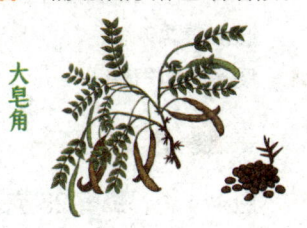

# 白果

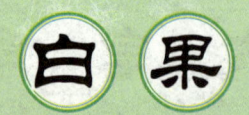

**别名**：银杏、鸭脚子

- **入药部位**：为银杏科植物银杏的干燥成熟种子。
- **药材性状**：略呈椭圆形，一端稍尖，另端钝。表面黄白色或淡棕黄色，平滑，具棱线。中种皮（壳）骨质，坚硬。内种皮膜质，种仁宽卵球形或椭圆形，一端淡棕色，另一端金黄色，横断面外层黄色，胶质样，内层淡黄色或淡绿色，粉性，中间有空隙。
- **性味归经**：性平，味甘、苦、涩。有毒。归肺、肾经。
- **功效主治**：敛肺定喘，止带缩尿。用于治疗痰多喘咳，妇女带下，遗精，白浊，尿频，遗尿等。
- **使用禁忌**：生食有毒。有实邪者禁服。

## 良方一

**配方**：小排骨500克，白果30克，调料适量。

**用法**：将小排骨洗净，加黄酒、姜片、水适量，文火焖1.5小时。白果去壳及红衣，加入汤内，加盐调味再煮15分钟，加味精调匀，并撒上青葱末。

**主治**：痰多咳嗽气喘。

## 良方二

**配方**：白果4粒，蜂蜜25克。

**用法**：水煎白果，滤汁，加蜂蜜调匀，睡前服用，连服5日。

**主治**：辅助治疗哮喘。

## 良方三

**配方**：白果15克，莲子15克，糯米15克，乌骨鸡1只。

**用法**：将白果、莲子、糯米研末，填入乌鸡腹中炖烂，空腹食用。

**主治**：赤白带下，下元虚惫，遗精尿频。

第九章 止咳化痰平喘药

### 良方四

**配方**：白果3粒，黄酒适量。
**用法**：白果以酒煮食，连服4~5日。
**主治**：梦遗滑精。

### 良方五

**配方**：白果10克，粳米100克。
**用法**：先水煎白果，去渣取汁，入米煮作粥，每日食2次。
**主治**：久咳气喘、白带多、小便频数。

### 良方六

**配方**：白果肉、猪瘦肉各120克。
**用法**：加水共炖。每日1剂，分2次食肉及白果，饮其汤。
**主治**：小便频数，排尿无力。

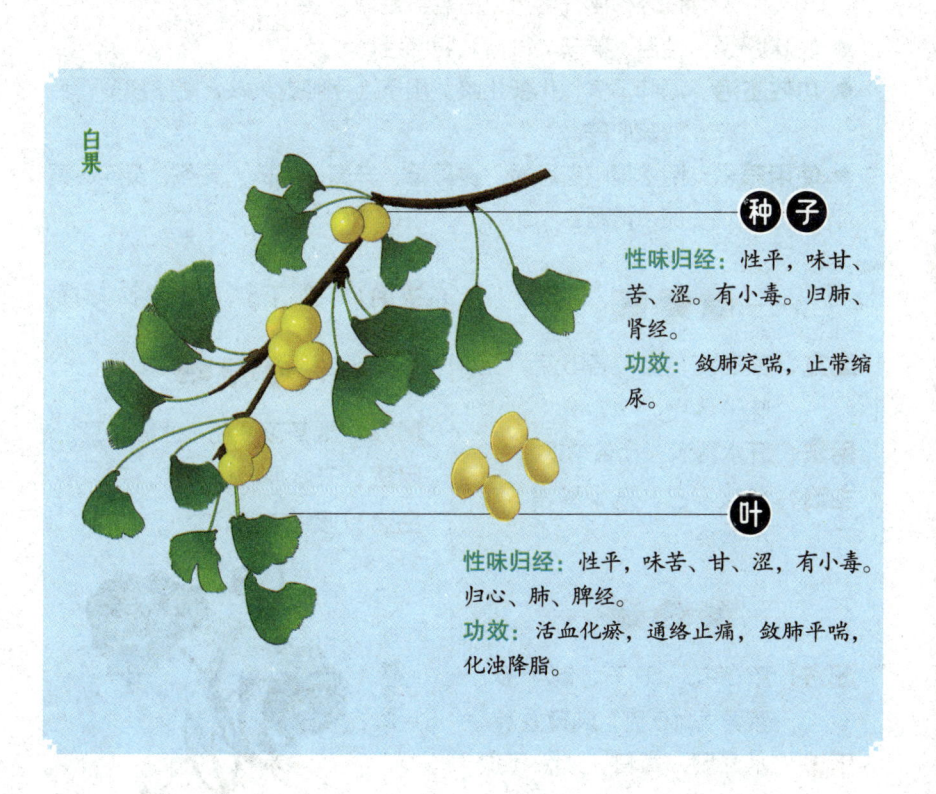

白果

**种子**
**性味归经**：性平，味甘、苦、涩。有小毒。归肺、肾经。
**功效**：敛肺定喘，止带缩尿。

**叶**
**性味归经**：性平，味苦、甘、涩，有小毒。归心、肺、脾经。
**功效**：活血化瘀，通络止痛，敛肺平喘，化浊降脂。

71

# 款冬花

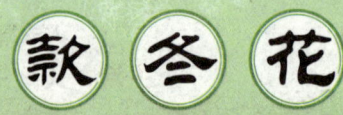

**别名** 款冻、颗冻、氐冬

- ◆ **入药部位：** 为菊科植物款冬的干燥花蕾。
- ◆ **药材性状：** 呈长圆棒状。单生或2~3个基部连生。上端较粗，下端渐细或带有短梗，外面被有多数鱼鳞状苞片。苞片外表面紫红色或淡红色，内表面密被白色絮状茸毛。体轻，撕开后可见白色茸毛。
- ◆ **性味归经：** 性温，味辛、微苦。归肺经。
- ◆ **功效主治：** 润肺下气，化痰止咳。用于治疗肺虚久咳，喘咳痰多，劳嗽咳血等。
- ◆ **使用禁忌：** 阴虚痨嗽者忌服。畏贝母、辛夷、麻黄、黄芩、黄连、黄芪、青葙。

## 良方一

**配方：** 款冬花、党参各5克，五味子3克。
**用法：** 开水浸泡，代茶常饮。
**主治：** 久咳不已，气少懒言，痰少清稀。

## 良方二

**配方：** 款冬花、射干、制半夏、紫菀各10克，麻黄6克。
**用法：** 水煎服，每日1次，每次1剂。
**主治：** 久咳不愈，喘咳痰多，喉痒。

## 良方三

**配方：** 款冬花9克，冰糖9克。
**用法：** 开水冲服代茶饮。
**主治：** 咳嗽有痰。

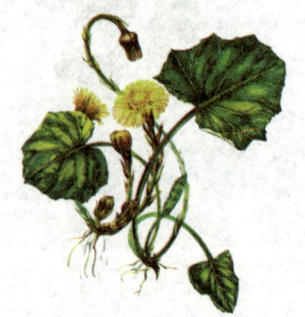

款冬花

# 枇杷叶

**别名** 巴叶、杷叶、芦桔叶

- ◆ **入药部位**：为蔷薇科植物枇杷的干燥叶。
- ◆ **药材性状**：呈长圆形或倒卵形。先端尖，基部楔形，边缘有疏锯齿，近基部全缘。上表面灰绿色、黄棕色或红棕色，较光滑；下表面密被黄色绒毛，主脉于下表面显著突起，侧脉羽状；叶柄极短，被棕黄色绒毛。革质而脆，易折断。
- ◆ **性味归经**：性微寒，味苦。归肺、胃经。
- ◆ **功效主治**：清肺止咳，降逆止呕。用于治疗肺热咳嗽，气逆喘急，胃热呕逆，热烦口渴等。
- ◆ **使用禁忌**：胃寒呕吐者、风寒咳嗽者禁服。

## 良方一

**配方**：枇杷叶（去毛）、陈皮各20克，榕树叶30克。
**用法**：水煎，每日1剂，分2次服。
**主治**：感冒咳嗽。

## 良方二

**配方**：鲜枇杷叶（去毛）30克，淡竹叶15克。
**用法**：水煎服，每日1剂。
**主治**：肺热引起的声音嘶哑。

## 良方三

**配方**：去毛枇杷叶20克，酢浆草30克，野菊花、大青叶各15克。
**用法**：水煎服，每日1剂，连服3剂。
**主治**：风热感冒，咳嗽痰稠。

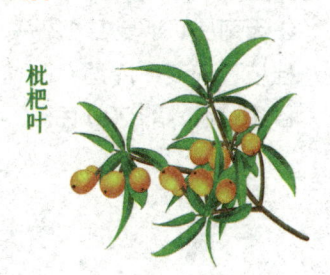

枇杷叶

# 天 南 星

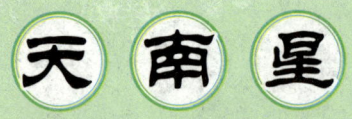

**别名** 虎膏、虎掌、鬼蒟蒻

- ◆ **入药部位**：为天南星科植物天南星、异叶天南星、东北天南星的干燥块茎。
- ◆ **药材性状**：呈扁球形。表面类白色或淡棕色，较光滑，顶端有凹陷的茎痕，周围有麻点状根痕，有的块茎周边有小扁球状侧芽。质坚硬，不易破碎，断面不平坦，白色，粉性。
- ◆ **性味归经**：性温，味苦、辛。有毒。归肺、肝、脾经。
- ◆ **功效主治**：燥湿化痰，祛风止痉，散结消肿。用于治疗顽痰咳喘，口眼歪斜，痈肿，蛇虫咬伤等。
- ◆ **使用禁忌**：孕妇慎用。生品内服宜慎。

## 良方一

**配方**：生天南星60克。
**用法**：研为细粉，浸入食醋中5日，外搽患处，每天3次。
**主治**：腮腺炎引起的红肿疼痛。

## 良方二

**配方**：生天南星、半夏各12克，桂枝、茯苓、泽泻、白术各15克，猪苓20克。
**用法**：水煎服，每日1次，每次1剂，连服5剂。
**主治**：内耳性眩晕病。

天南星

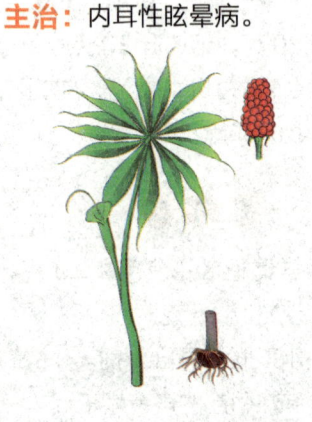